아무튼,
사는 동안
안 아프게

아무튼, 사는 동안 안 아프게

의사가 들려주는 생활속 건강관리법

# 아무튼,
# 사는 동안 안 아프게

**초판 1쇄 발행** 2020년 2월 25일
**초판 2쇄 발행** 2021년 5월 31일

**지은이** 한상석
**발행인** 송현옥
**편집인** 옥기종
**펴낸곳** 도서출판 더블:엔
**출판등록** 2011년 3월 16일 제2011-000014호

**주소** 서울시 강서구 마곡서1로 132, 301-901
**전화** 070_4306_9802 **팩스** 0505_137_7474
**이메일** double_en@naver.com

ISBN 978-89-98294-74-8 (03510) 종이책
ISBN 978-89-98294-75-5 (05510) 전자책

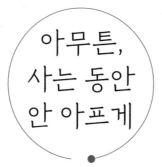

의사가 들려주는
생활속 건강관리법

아무튼,
사는 동안
안 아프게

의학박사 한상석 지음

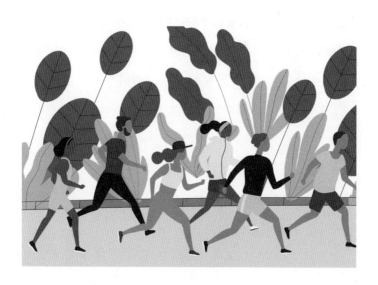

더블:엔

# 아무튼,
# 사는 동안 안 아프게

요즘 혼밥 혼술 혼잠 혼놀 등의 정체불명의 단어가 심심찮게 나부닥대기에 요새 사람들 혼자 놀기 좋아하나 보다 정도로 생각했는데 우연히 한 통계를 보고 요샛말로 깜놀했다.

2018년 9월 KB금융지주 경영연구소가 발표한 '한국 1인 가구 보고서'에 따르면 1인 가구 비중이 28.5%, 2인 가구가 26.9%로서 근 세 명 중 한 명이 혼자 산단다.

그제서야 곰곰이 심각하게 생각해보았다. 왜 그럴까?

젊은이들은 결혼을 안 해서, 결혼해도 아이 잘 안 낳아서, 나이 든 이는 자식과 같이 안 살아서, 잘 나가다가 막판에 황혼이혼이라는 덫에 걸려서 등등.

그 결과 혼자 자고, 혼자 일어나고, 혼자 먹고, 혼자 설거지하고, 혼자 청소하고, 혼자 샤워하다 혼자 홀라당 미끄러져서 혼자 병원에 실려가고.

그나마 젊은이는 낫다. 노인네들은 그렇게 넘어져서 병원에 한 번 실려가면 다시는 혼자 집에 못 돌아오고, 혼자 요양병원으로 넘겨져, 거기서 혼자 세상 하직해야 한다.

남 눈치 안 보고 혼자 하고 싶은 거 다 하며 살 때는 신나는 달밤이다. 지상 천국이 따로 없다. 문제는 바로 '아플 때'다. 젊은이든 늙은이든 고통 앞에, 병 앞에서는 다 동등하다. 장사 없다.


배는 틀어오는데 땀은 비오듯 쏟아지는데 입은 타는데 옆에서 부축해주고 땀 닦아주고 약 먹여주고 물 갖다주며 걱정스런 얼굴로 밤새 같이 있어줄 사람 한 명 없다면?

한밤중에 몸 아파서 택시 불러 병원 응급실 갈 때 혼자 타고 혼자 걸어가서, 치료도 받기 전에 먼저 원무과에 가서 입원수속부터 밟고 오라는 야박한 말에 아픈 몸 이끌고 스스로 수속 밟고 있어야 한다면?

그런 설움, 아내의 알레르기성 두통으로 한밤중에 아내를 차에 태우고 병원 응급실로 가서 의사로서가 아니라 보호자로서 원무과 수속하고 환자침대 옆 간이의자에 앉아, 한밤중에 혼자 응급실 들락거리는 사람들 몇 번 보아서 안다.

그래서 결론은 하나!

혼자 살든, 영감 할마이 둘이 살든, 우짜던동 안 아파야 한다.

건강하려면 평소에 건강한 생활습관을 길러야 한다. 그러려면 먼저 건강한 생활습관이 무언지 알아야 한다. 그런 데는 나 같은 의사의 조언이 무언가 도움이 되지 않을까 생각해왔다. 그러던 차에 출판사 대표로부터 연락이 왔다.

"교수님, 올해는 교수님 전공을 살려 1인 가구를 위한 건강법에 관한 책 한 권 써주시지요."

안 그래도 평소에 생각해오던 여러 가지 구상들이 머릿속에 있던 터에다 1인 가구라는 한정된 대상이라 쉽게 생각하고 그러마고 답을 했다.

"언제까지?"

"7월까지요."

'여섯 달이면 너무 짧은데…' 싶었으나 잘 하면 가능할 것도 같아 넉넉잡고 8월까지라 답했다. 하지만 쓰다 보니 택도 없었다. 진정한 건강법이란 만인에게 통용되는 만인을 위한 건강법이어야지 '1인 가구를 위한 건강법' 따위란 존재할 수 없다는 사실을 알게 된 것이다.


또 한 가지 난제는 건강법에 관한 책이다 보니 인체 해부학이나 질병에 대한 용어가 많이 나오는데 그 용어들의 표기를 어디까지 해야 하나 하는 점이었다.

　독자들이 읽기 좋게 한글로만 쓰자니 표음문자인 한글의 한계성 때문에 용어의 정확한 뜻 전달이 쉽지 않고, 단어마다 원어와 의학용어를 병기하자니 읽어나가는데 거추장스럽고…거 참 진퇴양난이라.

　결국 한글과 한자, 영어 및 의학용어를 꼭 필요한 부분만 병기하되 책 말미에 '용어 색인집'을 만들어 끼워 넣기로 했다.

　필자가 이렇게 결정한 이유는 앞에서 든 정확한 뜻 전달의 목적 외에 또 다른 의도가 있기 때문이다.

　이제 한국을 방문하거나 한국에 거주하는 외국인의 수가 눈에 띄게 늘어남과 동시에 (여행, 업무, 이민 등의 이유로) 외국에 나가는 한국인들도 나날이 증가하여 외국인과 영어로 대화해야 할 기회가 그만큼 늘어났는데, 많은 사람들이 영어를 잘하는 사람들마저도, 인체와 질병에 대한 표현에는 어려움을 겪는 것 같아 사전 찾아가며 이말 저말 헷갈리지 말고, 외국 병원에 가서 외국인 의사와 의사소통 제대로 하라고 그리하였다.


　이 책의 의도는 심오한 의학지식을 전하려는 것이 아니다. 남녀노소 불문하고 누구나 알아두면 좋은 것, 상식으로 알고 있어야 할 것, 충분히 실천할 수 있는 생활 속의 건강법에 대한 소소한 팁들을 쉽고 재미있게 풀어가고자 한다. 그래서 많은 사람들이 이 세상을 살아가는 동안 건강한 육체와 건강한 마음으로 건강한 삶을 마음껏 누리며 살아가는데 이 한 권의 책이 조그만 밀알이 되기를 원한다.

끝으로, 대장항문외과 분야의 세계적 명의로서 이 책의 '항문 관리' 편의 감수를 맡아준 본원(本院) 황성환 병원장과 외과 정현석 원장, 내용 전반을 리뷰해준 내과 류서우 원장, 그리고 운동법에 대해 많은 조언을 아끼지 않은 '원바디 필라테스' 원은주 원장과 이 글을 책으로 엮어 세상 빛을 보게 해준 도서출판 더블:엔의 송현옥 대표에게 심심한 감사의 인사를 전한다.

하지만 무엇보다 감사한 대상은 이 책을 읽어줄 독자들이다. 한 분 한 분 인사는 못 드리지만 저자의 마음 깊은 곳으로부터 올라오는 고마움의 따스한 온기가 여러분의 가슴에 전해지기를 바라며…

해운대 장산 자락에서
저자 白鏡 올림

**항문 관리**

# 4장 걸으면 살고 누우면 죽는다

# 1장

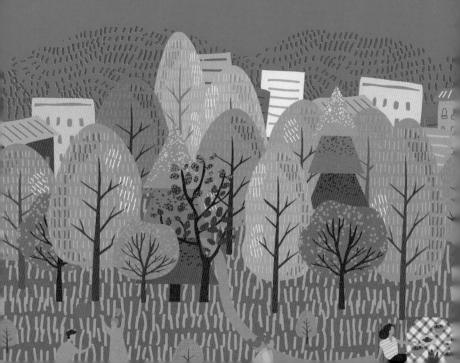

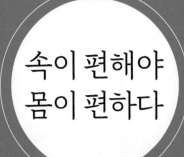

속이 편해야
몸이 편하다

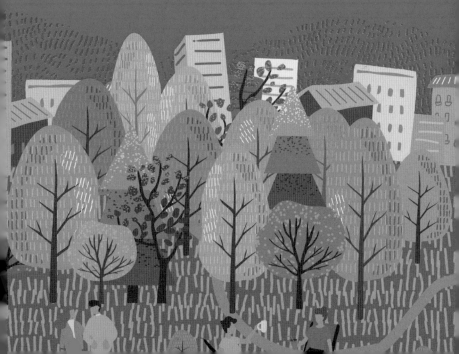

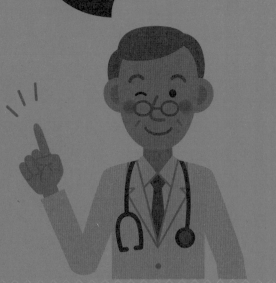

신이 세상을 만들 때는 완벽하게 만들었다. 그 중에서도 생명체는 경이로울 정도로 완벽하게 만들었다. 의학을 공부하다 보면 분명히 알게 된다. 그런데 인간은 수많은 질병에 시달린다. 의학이 이렇게나 발전했는데 병의 종류는 늘어만 간다. 그 이유가 무엇일까?

바로 잘못된 생활습관 때문이다. 현대인이 가장 많이 앓고 있는 병은 생활습관병이라 해도 과언이 아니다. 생활습관 중 제일 잘못된 부분은 '식습관'을 꼽을 수 있다.

유감스럽게도 우리는 어려서부터, 학교에서조차도 어떻게 먹어야 하는지에 대해 제대로 체계적으로 교육받은 적이 없다. 음식은 그냥 숟가락으로 입에 떠 넣고 씹고 삼키기만 하면 되는 줄 안다. 건강을 지키는 데 있어서 제일 중요한 '밥 먹는 법'에 대해 아무도 가르쳐주지 않은 것이다.

이제부터 살아 있는 동안 하루도 거르지 않고 치러야 할 일생일대의 과업인 '먹는 일'을 어떻게 해나가야 할지에 대해 제대로 한 번 공부해보자.

# 얼마나 먹을 것인가

1950년 6월 25일 시작된 6.25전쟁은 1953년 7월에 끝났다. 1953년 3월생인 필자는 전쟁 끝 무렵, 모든 것이 폐허가 되어버린 이 땅에 태어나 1950년대와 60년대, 그 혹독한 시기에 유소년기를 보냈다.

당시 우리나라는 참으로 못 먹고 못 살았다. 하루 세끼 제대로 된 밥상 차리는 집은 한 동네에 몇 안 되었다. 국민학생(현 초등학생) 시절 점심도시락 못 싸오는 아이들은 부지기수로 많았고, 그 아이들은 그나마 미국에서 보내준 옥수수로 만든 강냉이죽이나 강냉이떡으로 허기진 배를 채울 수 있었다. 당시 미국의 구호물자 아니었으면 많은 사람들이 굶어죽거나 얼어죽었을 것이다. 그 혹독한 시기에 죽지 않고 살아남아 한강의 기적을 이루어낸 사람들이 현재 60대 이상 되는 노인네들이다.

1960년대까지만 하더라도 1인당 국민소득 100불이 채 안 되던 나라 국민들이 이제 30,000불 시대에 살고 있다. 지금은 먹을 게 없어서 문제가 아니라 먹을 게 넘쳐나서 문제고, 못 먹어서 문제가 아니라 너무 많이 먹어서 문제다.

## 비만의 원인은 과식이다

현재 필자가 근무하는 병원에서 본인이 시행하는 복부초음파검사 진단명 중 가장 많은 것은 '지방간'으로서 이들이 전체의 절반 이상을 차지하는데 젊은층과 노년층의 차이가 없다.

출근할 때 차창 밖으로 스쳐가는 등교길의 중학생들, 필라테스 마치고 나올 때 마주치는 하교길의 고등학생들, 그들의 몸집을 보면 참으로 우려스럽다. 서너 명 중 한 명 정도는 비만이고 고도비만도 심심찮게 눈에 띈다. 가족 나들이객이 많은 장소에 앉아 지나다니는 사람들을 보고 있노라면 어린아이들의 비만도 만만찮다. 어린이, 청소년은 우리 미래의 얼굴일진대 참으로 마음이 무겁다.

비만은 만병의 근원이라 할 만큼 여러 가지 질환을 만들어낸다. 비만이 끼치는 의학적·사회적 폐해에 대해서는 필자의 저서 《얼굴특강》에 자세히 나와 있으니 여기서는 전문적인 내용은 다 제쳐두고 살쪘을 때 당장 본인이 피부로 느낄 수 있는 실감나는 몇 가지 사실에 대해서만 살펴보자.

살이 찌면 어떻게 될까?

자신의 적정체중보다 10kg 이상 되면 당장 걸어다니는 데 부담이 간다. 경사길이나 계단을 오르면 숨이 찬다. 걷기가 싫어지고 자꾸만 앉고 싶다. 운동은 점점 안 하게 되고 살은 더 찐다.

가슴에 쌓인 지방은 갈비뼈로 이루어진 흉곽을 누른다. 숨을 들이마시고 내쉴 때 충분히 늘어났다 줄어들었다 해야 할 흉곽이 제대로 펴지지를 못하니 공기를 마음껏 들이마시지 못해 호흡은 얕고 빨라진다. 나중에 폐질환의 원인이 되기도 하고 폐질환에 걸렸을 때 병세악화의 요인이 되기도 한다.

뱃가죽 아래에 쌓인 피하지방과 뱃속에 찬 체지방이 내장을 누르고 있으니 장 운동이 원활할 리가 없다. 밥 먹고 나면 뭔가 속이 더부룩하고 변비가 잘 오고 치질이 잘 생긴다.

배가 나왔다는 것은 배에다 무거운 물주머니를 하나 차고 다니는 것이나 다름없고 이 주머니의 끈은 허리에 동여매 놓았다. 당연히 척추에 부담을 주어 등받이 없이 바닥에 오래 앉아 있기 힘들고 나중에 허리디스크의 원인이 된다.

무거운 체중을 이끌고 걸어다니거나 계단을 오르내릴 때 제일 부담이 많이 가는 곳이 어딜까? 무릎이다. 오래 걸으면 무릎이 아프고 나이 들면 백발백중 무릎관절에 이상이 생긴다.

　배가 많이 나오면 샤워할 때 물이 발등에 떨어지지 않는다. 이 정도 되면 아랫도리 씻을 때 그 소중한 성물(性物)이 잘 보이지도 않을 뿐더러 씻기도 힘들어진다.

　어디 그 뿐이겠는가? 환자 준비되었다고 초음파실에 들어섰을 때 배불뚝이 환자가 누워 있으면 한숨부터 나오고 환자 보기가 딱 싫어진다. 왜? 뱃속이 안 보이니까.

　음파는 반사체가 많을수록 음의 세기가 점점 약해져 깊이 들어갈수록 깜깜이가 된다. 게다가 그런 환자들 대부분이 심한 지방간이 있는데 이 지방이란 놈이 음파를 많이 흡수해버리니 간조차 잘 안 보이는 경우가 많다.

　이 모든 것의 시발점은 과식에 있다. 식탐 하나를 절제하지 못해 치르는 대가 치고는 너무 크지 않은가?


## 한 숟가락만 더 먹고 싶다 할 때 숟가락 놓아라


　세상에서 제일 웃기는 것 중에 하나가 다이어트 한답시고 밥 잘 안 먹고 돈 들여가며 이상한 것 먹는 사람들이다. 먹을 땐 아무 생각 없이 먹고 싶은 대로 다 먹어놓고 이번엔 살 쪘다고 살

뺀단다. 식습관은 안 바꾼 채 식탐만 잠시 저당잡혀두고 수시로 그래봐야 시간 지나면 말짱 도루묵이다. 몸은 몸대로 상하고.

밥 안 굶고, 맛있는 것 먹는 즐거움을 만끽하면서 살 안 찌는 비결은 없을까?

있다. 그것은 바로 '딱 한 숟가락만 더 먹고 싶다' 할 때 숟가락 놓는 것이다. '딱 한 숟가락만 더 먹고 싶다' 할 때가 가장 적당히 먹은 것이다. 숟가락 놓고 나면 뭔가 허전하고 아쉬운 그 때가 가장 적당히 먹은 것이다.


"나는 아직 배가 고프다 I am still hungry."
히딩크가 남긴 유명한 말이다.
"나는 항상 배가 고프다 I am always hungry."
요즘 필자가 하는 말이다.


한 숟가락만 더 먹고 싶다 할 때 숟가락 놓으면 식후 두세 시간만 지나면 배가 고프다. 그 결과 매 끼니 식사시간이 기다려지고 먹을 때마다 밥맛이 꿀맛이다. 시장이 반찬이란 말이 있듯이 아무리 반찬이 없어도 먹는 것마다 다 맛있다.

이렇게 먹고 나면 소화는 쑥쑥 흡수는 쫙쫙. 속이 편할 수밖에, 변이 좋을 수밖에, 살이 빠질 수밖에.

이렇게 하여 필자는 1년여에 걸쳐 서서히 아무 부작용 없이

10kg이 빠졌다. 살이 빠지고 나니 발걸음이 날아갈 듯 가벼워 졌다. 나이 들어갈수록 점점 환자보기가 힘들어졌는데 살 빼고 나니 4,5년 전보다 더 부담 없이 환자를 보게 되었다.

부작용이 전혀 없는 것은 아니었다. 먼저 뱃살부터 빠지면서 바지허리춤이 너무 헐거워져 맞는 바지가 없게 된 것이다. 덕분에 양복점에 가서 양복 수선하거나 다시 맞춘다고 돈이 좀 들어갔다.

'한 숟가락만 더 먹고 싶다 할 때 숟가락 놓는 것!'

이것이야 말로 비만 방지 및 비만 치료의 가장 손쉬운 실천방안이자 인생살이 전반에 걸친 절제의 시발점이다. 그리고 그 결과는 눈으로 바로 확인되는 절제의 미학이다.

# 무얼 먹을 것인가

사람이 생존하기 위해 해야 할 필수적인 것이 두 가지 있는데, 첫째는 숨을 쉬는 것이고 둘째는 먹는 것이다. 하여 인간이 건강하려면 코로 좋은 공기 들이마시고 입으로 좋은 음식을 먹어야 한다. 이 중 숨 쉬기는 신의 은총으로 내 의지와 노력을 들이지 않더라도 자동으로 돌아가게 만들어 놓았다.

하지만 먹는 것은 내가 수고하지 않으면 안 된다. 먹기 위해 죽을 때까지 뼈 빠지게 일해야 한다. 이렇게 어렵사리 얻은 귀한 음식 아무거나 함부로 먹어서는 안 된다. 먹을 것 안 먹을 것 잘 가려가며 먹어야 한다. 사람이 평소에 무얼 먹고 사는가를 보면 그의 건강이 보이고 미래가 보인다. 지금부터 어떤 것을 먹고 어떤 것을 먹지 말아야 할지에 대해 살펴보자.

봄이 되면 따뜻한 햇살과 함께 겨울잠을 자던 동물들은 동면에서 깨어나고 식물들은 파릇파릇 싹을 틔우고 꽃을 피운다.

여름이면 따끈한 태양열에 나뭇잎은 완숙의 경지에 이르고 열매는 영글어간다.

가을이면 태양의 기운이 기울어가면서 나뭇잎은 저녁노을만큼이나 고운 자태로 마지막 정열을 불태우고 소명을 다한 잎새들은 높은 곳에서 내려와 자신의 본향인 땅으로 돌아간다.

겨울이면 태양빛은 힘을 잃고 삭풍한설에 먹거리가 부족한 동물들은 에너지 소비를 최소화하기 위해 겨울잠에 들어간다.

이것이 자연의 순환이고 인간 역시 그 순환고리에 맞물려 땅 위에 발을 딛고 오늘도 살아가고 있다.


## 제철 음식이 보약이다

우리는 무엇을 먹고 살아가는가? 누가 주는 것을 먹고 살아가는가?

답은 하나, 바로 자연이다. 철철이 제공되는 자연의 선물, 제철 음식이야 말로 우리 몸에 가장 좋은 것이다. 식물이든 동물이든 그때가 제일 맛이 있고 영양분이 풍부하기 때문이다.

## 봄(3~5월)의 음식 재료

• 채소와 실과: 채소로는 달래, 냉이, 우엉, 더덕, 취(돈, 참, 명이)나물, 쑥, 미나리, 봄동, 우엉, 상추, 들깻잎, 치커리. 과일로는 딸기, 오디, 버찌, 앵두, 산딸기, 복분자

• 패류(貝類): 바지락, 꼬막, 키조개, 다슬기, 소라

• 어류(魚類): 도다리(가자미), 도미, 뽈락, 우럭, 숭어, 멸치, 참치(참다랑어), 멍게, 쭈꾸미

## 여름(6~8월)의 음식 재료

• 채소와 실과: 수박, 포도, 토마토, 복숭아, 옥수수, 참외, 복분자, 블루베리, 감자

• 패류: 소라

• 어류: 참치(참다랑어), 농어, 민어, 전갱이, 장어, 오징어, 문어

## 가을(9~11월)의 음식 재료

• 채소와 실과: 무화과, 사과, 배, 감, 대추, 모과, 석류, 무, 배추, 고구마, 늙은호박

• 패류: 전복, 굴, 홍합

• 갑각류: 게, 대하

• 어류: 전어, 고등어, 꽁치, 연어

## 겨울(12~2월)의 음식 재료

- 채소와 실과: 귤, 한라봉, 유자, 사과
- 패류: 꼬막, 바지락
- 갑각류: 대게, 킹크랩
- 어류: 삼치, 광어, 도미, 대구, 아귀, 명태, 과메기, 복어

위에 든 여러 가지 먹거리 중 우리가 흔히 접하는 것으로서 개념 정리가 필요한 두 가지 먹거리에 대해 간단히 살펴보자.

### 채소, 야채, 나물의 차이

봄에는 채소, 야채, 나물이 풍성하다. 이들은 새순이 돋을 때가 제철이기 때문이다. 그런데 이 세 가지 용어는 같은 말 같기도 하고 다른 말 같기도 하고, 다 아는 것 같으면서도 따지고 들면 대답이 궁하고, 문헌들에도 헷갈리게 쓰여 있다. 그래서 이번 기회에 용어라도 정확히 알고 쓰자 싶어 여러 가지 자료를 뒤져 정리를 해보았다.

- 채소란 말은 한자말로 '나물 菜, 나물 蔬'라 나물을 지칭한다 할 수 있고, 국어사전에서의 뜻은 '밭에서 기르는 농작물. 주로 그 잎이나 줄기, 열매 따위를 식용한다. 보리나 밀 따위의 곡류는 제외한다'로 되어 있다.

- 야채 또한 한자말로 '들 野, 나물 菜'니 채소는 채소인데

'야생에서 나는 채소'란 말이고, 국어사전에는 '1. 들에서 자라나는 나물. 2. '채소'를 일상적으로 이르는 말. [유의어] 남새, 들나물, 채소'로 나와 있다.

● 나물은 순 우리말로 사전적으로는 '1. 사람이 먹을 수 있는 풀이나 나뭇잎 따위를 통틀어 이르는 말. 고사리, 도라지, 두릅, 냉이 따위가 있다. 2. 사람이 먹을 수 있는 풀이나 나뭇잎 따위를 삶거나 볶거나 또는 날것으로 양념하여 무친 음식. [유의어] 남새, 채소, 푸성귀'로 되어 있다.

사전 역시 다소 헷갈리게 나와 있어 나름대로 다음과 같이 간단히 개념 정리를 하였다.

● **채소** : 사람이 밭에서 경작, 재배한 나물

● **야채** : 들이나 산에서 자생한 나물

● **나물** : 사람이 먹을 수 있는 온갖 풀, 나뭇잎, 뿌리, 채소 등을 통틀어 아우르는 말이자 이를 이용한 반찬

산과 들에는 수많은 푸성귀와 풀뿌리가 자라지만 세상천지 어디를 가도 우리만큼 다양한 종류의 야채를 밥상에 올리는 나라는 없다. 남들은 아예 먹을 것으로 생각지도 못하던 것들을, 남들은 먹고 싶어도 먹을 방도를 몰라 못 먹던 것들을, 먹거리로 보고 먹을 수 있게 만든 것이 바로 '나물'이라는 비법이다.

그러다 보니 나물을 외국어로 번역할 때 이 말에 바로 해당하는 단어가 없어 발음 그대로 'Namul' 'ナムル' 같이 고유명사로 쓰고 뜻풀이를 해놓는 방법밖에 없는데 영어로는 'Korean style vegetable side dishes or salads' 정도가 될 것이다. 그만큼 세계적으로 보기 드문 한국인의 독특한 조리법이란 의미다.

이런 귀한 나물이 우리네 밥상에는 어딜 가나 반찬으로 나오니 그냥 하찮은 것으로 보는 사람들이 많지만 우리 인간에게 없어서는 안 될 자양분을 듬뿍 선사하고, 갈수록 서구화되어 가는 우리네 식습관을 생각할 때 그 중요성은 더더욱 증가한다. 봄에는 봄의 생기를 가득 머금은 싱싱한 채소와 나물을 많이 먹자. 있을 때 먹고, 해줄 때 많이 먹자.

### 장어의 종류 : 붕장어, 뱀장어, 먹장어, 갯장어

생선은 알 낳을 시기가 되어 살이 통통하게 올랐을 때가 제철이고, 조개는 알을 낳는 시기에는 독성이 있어서 피해야 한다.

여름에는 생선이 맛이 없다. 일본에서는 전문 횟집의 경우 7,8월 두 달 동안은 아예 문을 닫는 집이 있을 정도다. 이때는 생선보다는 각종 장어와 오징어, 문어 같은 연체동물이 좋은데 여름철 기력 회복에는 뭐니 뭐니 해도 장어가 최고다.

장어에는 많은 종류가 있는데 대표적인 네 가지만 말하자면 붕장어, 뱀장어, 먹장어, 갯장어다.

• 붕장어는 바닷장어 혹은 일본말인 '아나고(穴子, あなご)'로 잘 알려져 있는데, 이는 붕장어가 모래 바닥을 잘 뚫고 들어가는 습성 때문에 '구멍 혈(穴)'자가 붙은 데서 유래한다.

• 뱀장어는 민물장어 혹은 일본어인 '우나기(鰻, うなぎ)'를 지칭하는 말로, 이는 민물에서만 사는 것이 아니라 연어와는 반대로 민물에 살다가 바다로 가서 알을 낳고 죽는다.

• 먹장어는 바다 바닥에 살다 보니 눈이 멀었다고 해서 그리 불렀다는 설이 있는데 이를 즐겨 먹는 부산에서는 누구나 '꼼장어'라고 알고 있다. 꼼장어(표준어로는 곰장어)란 이름은 그 움직임이 '꼼지락 꼼지락' 한다고 해서 붙은 이름인데 불에 구울 때는 석쇠 위에서 꼼지락거리고 먹힌 후에는 아랫도리에서 꼼지락거린다.

• 갯장어는 여름철 횟집 메뉴에 단골로 등장하는 '하모(ハモ)'를 가리키는데, 이 이름은 날카로운 이빨을 가지고 있으면서 성질이 급하고 사나워 아무것이나 잘 물어뜯는 습성을 가지고 있어 '물다'라는 뜻의 일본어 '하무(ハム)'에서 유래했다 한다.


이들 중 여름철 보양식으로 가장 좋은 것은 뭐니 뭐니 해도 민물장어인 뱀장어다. 장어는 고단백, 고지방 식품이다.

기름이 자르르 흐르는 고지방 식품임에도 심뇌혈관질환에

좋은 이유는 포화지방산(2.4g/100g)의 세 배가 넘는 양의 불포화지방산(8.1g/100g)이 들어 있고 어류 중 최고 수준의 오메가3를 함유하고 있기 때문이다. 뿐만 아니라 비타민 A, D, B12까지 듬뿍 들어 있어 여름철 보양식에는 이만한 게 없다.


## 효소가 풍부한 음식을 먹어라

아무리 좋은 제철 음식을 먹더라도 효소가 없으면 말짱 도루묵이다. 그 이유는 효소가 없으면 음식물을 위에서 소화도 못시키고 장에서 흡수도 못하기 때문이다.

효소(酵素, enzyme, 엔자임)는 특수한 형태의 단백질 복합체로서 생물의 세포 내에서 일어나는 모든 화학반응, 즉 대사에 개입하여 그 반응이 제때 원활하게 잘 일어날 수 있도록 촉매제 역할을 하는 물질이다. 이를 알기 쉽게 비유하자면 아궁이에 군불을 땔 때 필요한 '불쏘시개'와 같은 것이다.

생명활동의 온갖 과정에 개입하는 수많은 효소의 역할 중 소화기에 관련된 것 한 가지만 예를 들어보자.


우리가 먹는 대부분의 음식은 탄수화물, 지방, 단백질의 복합체라 할 수 있다. 이러한 음식물이 입으로 들어와 장에서 흡수되기 위해서는 먼저 잘게 부서지고 분해되어야 하는데 그 과정에서 효소들은 다음과 같은 작용을 한다.

1. 입에 음식이 들어와 이빨로 씹으면 입 안에서는 침이 분비된다. 이 침 속에는 아밀라제라는 효소가 들어 있어 다당류인 전분(녹말)을 분해하여 이당류인 엿당으로 분해하고 이것은 다시 말타제에 의해 단당류인 포도당으로 분해된다.

2. 입에서 씹어 삼킨 음식이 위장으로 넘어오면 위장에서는 프로테아제란 효소가 나와 음식물 속의 단백질을 분자량이 작은 폴리펩타이드나 아미노산으로 분해하고

3. 십이지장으로 넘어오면 담낭에서 포스파타아제가 분비되어 인산을 분해하고, 췌장에서는 아밀라제와 함께 리파제가 분비되어 지방을 지방산과 글리세롤로 분해한다.

4. 십이지장을 넘어 소장에 오면 트립신(trypsin)이란 효소가 단백질을 아미노산으로, 락타제가 젖당을 포도당과 갈락토즈로 분해하여 흡수한다.

이와 같이 음식물을 하나 섭취하더라도 효소의 도움 없이는 소화도 흡수도 옳게 될 수 없고 이런 일은 비단 소화기뿐 아니라 살아서 움직이는 모든 장기, 모든 세포의 대사과정에서 다 일어난다.

생명을 유지하는데 없어서는 안 될, 그래서 '생명의 불꽃, Sparks of Life'라고도 불리는 효소는 인체 내에 5,000여 종 이상 존재하는데, 이 효소의 양과 활성도가 건강상태에 큰 영향을 미치며 효소가 다 떨어지는 그 날, 바로 자신의 제삿날이 된다.

이러한 효소는 체내에서 만들어지는 것과 음식물 섭취를 통해 외부에서 반입되는 것 두 종류가 있다. 그러니 음식을 먹더라도 이왕이면 효소가 풍부한 음식을 먹어야 할 것인데 어떤 식품에 효소가 풍부할까?

### 세상에 갓 나온, 신선한, 날것

겨우내 언 땅을 뚫고 올라온 새순, 새싹, 그리고 새잎은 생명력이 충만하다. 갓 딴 야채, 채소, 과일, 갓 잡은 생선과 육류 등 신선식품에도 생명의 불꽃인 효소가 풍부하다.

이들에 어떠한 가공도 하지 않고 그대로 먹을 때 그 속에 들어 있는 효소를 있는 그대로 먹을 수 있다. 효소는 사람의 체온인 37℃ 부근에서 가장 활성화가 잘 되고 40℃ 이상 온도가 올라가면 급격히 활성도가 떨어지므로 육류를 제외하고는 신선할 때 그대로 먹는 것이 가장 좋다.

### 발효식품

소화효소가 많은 12가지 식품 리스트엔 다음의 것들이 있다.

1. 파인애플

2. 파파야

3. 망고

4. 꿀

5. 바나나

6. 아보카도

7. 키위

8. 생강

9. 케피르(Kefir, 러시아 및 동유럽 국가에서 주로 마시는 염소, 양, 소의 젖을 발효시켜 만든 유제품)

10. 사워크라우트(Sauerkraut, 양배추를 싱겁게 절여서 발효시킨 독일식 김치)

11. 김치

12. 된장

 

이들 중 한국의 김치를 위시한 발효식품이 1/3을 차지한다. 이와 같이 발효식품에 엔자임이 많은 이유는 발효에 관계하는 박테리아, 효모류 등 여러 가지 미생물들이 엔자임을 만들어내기 때문이다. 청국장, 낫또, 김치는 엔자임의 보고다.

# 먹이사슬이 짧은 음식을 먹어라

지구상의 모든 생물은 자신이 속한 생태계 속에서 서로 먹고 먹히는 포식자와 피식자, 또는 기생자와 숙주의 관계로 하나의 연결고리를 이루며 살아가는데 이 고리를 먹이사슬이라 하고 그 고리 속에 있는 각 단계를 영양단계라 부른다.

우선, 지상에서의 가장 간단한 연결고리를 예로 들어보자.

- 옥수수는 토양 속의 무기물을 먹고 태양광을 받고 자란다 (기초생산자).
- 이렇게 자란 옥수수를 초식동물인 들쥐가 먹고 (1차 소비자)
- 이 쥐를 육식동물인 뱀이 잡아먹고 (2차 소비자)
- 이 뱀은 또 다른 육식동물인 부엉이에게 먹힌다 (3차 소비자).

여기서 무기물과 기초생산자를 독립영양생물이라 하고, 모든 소비자들을 종속영양생물이라 한다.

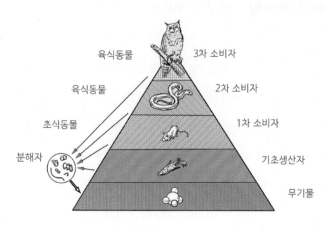

육식동물 ··· 3차 소비자

육식동물 ··· 2차 소비자

초식동물 ··· 1차 소비자

분해자 ··· 기초생산자

··· 무기물

지상의 먹이사슬

이제 인간의 입장에서 바라보자.

인간은 먹이사슬 중 어디에 속할까? 지상에서는 사슬의 제일 꼭대기에 있는 부엉이, 매, 독수리보다 더 위에, 그리고 바다 속에선 상어나 고래보다 더 위에 앉아 있는 최종소비자에 속한다.

최종소비자인 인간은 지구상에 있는 모든 생물을 먹거리로 삼을 수 있는 힘을 가졌다. 그래서 이들을 분류까지 한다. 먹거리 중 사슬의 아래쪽에 있는 것을 '짧은 먹이사슬'을 가졌다 하고, 위로 올라갈수록 '긴 먹이사슬'을 가졌다 한다. 그리고 이 중 무얼 먹고 살 것인지는 자신이 선택할 수 있다.

인간은 먹이사슬 중 영양단계가 낮은 쪽에 있는 걸 먹는 게 나을까 아니면 높은 쪽에 있는 걸 먹는 게 나을까? 답은 낮은 쪽이다. 이유는 환경오염에 의한 '독소' 때문이다.

최종소비자인 인간은 그동안 지구를 참 많이 오염시켜놓았다. 공장과 자동차에서 뿜어져 나오는 매연은 공기를 오염시켰고 화학비료, 농약, 각종 쓰레기 매립으로 토양을 오염시켰고 생활오수, 폐플라스틱, 방사능 물질 유출 등으로 강과 바다를 심각하게 더럽혔다.

그 결과 땅과 하늘, 그리고 땅 아래 물속에 사는 그 어느 것도 인간이 싸질러놓은 독소를 피해가기 힘든 지경에 이르렀으니 이들을 먹고 사는 인간은 자신이 뿌린 독을 자신이 도로 먹어야 하는 아이러니에 빠진 것이다. 이런 환경오염에 의한 독소(toxins)는 어떤 특성을 가질까?

중금속이나 농약 같은 환경오염물 속의 독소는 유기체로서 생물체에 한 번 들어오면 안 나가려는 성질이 있다. 이들은 생체 속에 들어와

1. 농축이 일어나고 (농축성)
2. 축적되어 주변 환경 내에 있는 일정 오염물의 농도보다 생물체 내의 농도가 더 높게 나타나고 (축적성)
3. 그 농도는 먹이사슬의 단계가 올라가면 올라갈수록 더 증폭되고 확산된다 (증폭성 혹은 확산성).

이러한 독소의 확산성이 실제로 얼마나 심각하게 일어나는지 내 나이 또래의 한국인이라면 누구나 알고 있는 DDT를 예로 들어 살펴보자.

DDT는 1940년대 중반 이후 가장 안전한 새로운 살충제로 각광을 받고 20여 년 이상 전 세계적으로 무분별하게 사용되다가 1962년 레이첼 카슨의 저서《침묵의 봄(Silent Spring)》에서 그 충격적인 악영향이 고발된 후 1970년대 초부터 세계적으로 사용이 금지되기 시작하여 1979년부터는 한국에서도 사용이 금지되었다.

이 약은 농약으로서의 효과뿐 아니라 사람의 몸에 기생하여 피를 빨아먹는 '이'나 '벼룩'같은 2~4mm 내외의 아주 조그만 흡혈곤충 박멸에도 특효가 있다 하여 1960년대 초, 당시 초등학생이던 필자는 학교 운동장에서 전교생이 윗도리를 벗긴 채 속옷 속으로 이 약을 살포당하는 진귀한 경험을 한 적도 있다.

이러한 DDT가 농약으로 살포되어 토양을 오염시키고 하천으로 흘러들어 갔을 때 그 속에 사는 생물의 먹이사슬 단계에 따라 얼마나 농축되고 확산되는지에 대해《환경생명공학》이란 책에 다음과 같이 기술되어 있다(S. K. Aagarwal, 2005, Advanced Environmental Biotechnology, p.127).

"하천 내에 0.000003ppm의 DDT가 검출될 시 그 속에 사는 생물체 내에서 검출되는 DDT의 양은 1차 소비자인 식물성 플랑크톤 안에 0.04ppm, 2차 소비자인 동물성 플랑크톤 안에 0.2ppm, 3차 소비자인 작은 물고기 안에 2ppm, 4차 소비자인 물고기 잡아먹는 새의 지방 속에는 20ppm이 들어 있었다."

다시 말해서 DDT란 독성 물질이 생명체 안에 들어가면, 1차에서 2차로 넘어갈 때 5배로, 2차에서 3차로 넘어갈 때 10배, 3차에서 4차로 넘어갈 때 10배로 뛰어, 우리가 4차 소비자인 새를 먹으면 1차 소비자인 식물성 플랑크톤 내에 있는 독소보다 500배나 많은 양의 독소를 먹게 되고, 오염된 물속의 양보다는 무려 666만 배나 많은 양을 섭취하게 된다. 그래서 먹이사슬이 짧은 음식을 먹어야 하는 것이다.

### 식물과 해조류

먹이사슬의 단계에서 가장 낮은 곳에 있는 것이 지상에서는 식물이요 물속에서는 김, 미역, 다시마, 청각, 우뭇가사리 같은 해조류다. 이들에게는 독소의 축적성은 있으나 확산성은 없어 우리 입에 들어오는 먹거리 중에는 환경오염에 의한 독소가 가장 적다.

또한 이들에는 식이섬유가 많아 체내의 독소를 배출하는 배출성이 있어 디톡스에 좋다. 특히 끈적끈적한 미역, 다시마 같은 해조류에는 알긴산이 많아 우리 몸에 들어온 중금속, 농약, 환경호르몬을 스펀지처럼 빨아들여 몸 밖으로 내보낸다.

육식보다 채식이 좋은 또 하나의 중요한 이유다.

### 해산물

초밥집에서 제일 비싸게 받는 생선은?

일본말로 마구로/혼마구로(ほんまぐろ)라 불리는 참치/참다랑어로서 그 중에서도 하얀 뱃살이 제일 비싸고 맛있다. 왜 맛있을까? 지방이 많아서다. 육고기나 생선이나 기름기가 많을수록 우리의 혀는 사족을 못 쓴다. 참치는 좋은 영양성분을 많이 가진 어종이다. 하지만 독소 측면에서는 어떠할까?

참치는 길이 3m, 몸무게 560kg까지 자라는 대형어종으로서 오징어와 다른 물고기를 먹고사는 육식동물이다. 바다 속 먹이사슬로 보면 상어와 범고래 바로 아래 자리에 앉아 있는 포식자로서 상어와 고래를 거의 먹지 않는 우리네 입장에선 우리가 먹는 생선 중 독소를 가장 많이 축적한 생선이다.

그러므로 이런 먹이사슬 상위 레벨의 어종은 가급적 피하는 것이 좋은데 참치에 버금가는 상위 어종으로는 대구와 연어, 그리고 농어목에 속하는 황새치가 있다.

독소는 생체 내에서 지방조직에 잘 축적된다. 참치 뱃살은 등살에 비해 지방이 50배나 많다. 이런 뱃살 스시 한 점에 만원 넘게 주고 먹는다? 미쳤다.

**먹이사슬이 짧은 낮은 영양등급의 해산물**

- 1차 소비자 : 고둥, 조개, 전복, 굴, 해삼, 멍게
- 2차 소비자 : 게, 랍스터 같은 갑각류

# 반드시 절제해야 할 먹거리

'단·짜'로 대변되는 요즘 시중 음식들, 인스턴트 식품들, 치킨, 케이크, 쿠키, 음료 등 한마디로 설탕과 소금으로 범벅을 해놓은 것 같다. 왜 그럴까? 사람들이 갈수록 자극적인 맛을 좋아하기 때문이다. 저런 걸 그렇게 즐겨 먹고도 어떻게 살아 있는지 신기할 정도다. 그 결과 거리에는 비만인이 넘쳐나고, 어린이 당뇨병이 늘어나고, 젊은이들이 벌써 고혈압을 앓는다. 혀를 홀리는 것 치고 몸에 좋은 것 별로 없다는 사실을 명심하자.

## 백색공포 : 설탕, 소금, 흰 쌀, 흰 밀가루

이들은 인간이 생존하는 데 있어서 없어서는 안 될 필수 영양소를 포함하고 있는 소중한 식품들이다. 못 먹고 못 살던 시절에는 참으로 귀한 먹거리였고 오늘날도 잘 먹고 잘 사는 OECD 국가 정도를 제외하고는 없어서 못 먹는 식품들이다. 그런데 왜 기피해야 할 먹거리란 말인가? 문제는 너무 과다하게 먹는 데 있다.

'비주얼'로 대변되는 요즘 문화. 음식점에 가서도 밥 먹을 생각은 안 하고 사진 찍기에 여념 없는 사람들을 종종 본다. 이런 맛있는 것 먹었다고 동네방네 방송하면서 만족감과 존재감을 느끼는 사람들과, 그들의 열성적 자발적 무보수 봉사에 기대어 공짜 PR하고자 하는 업주를 다 만족시키려면 맛 보다는 비주얼이 우선이다. 그래서 밥도 하얘야 되고 빵도 하얘야 한다.

이제 이들이 지니는 식품으로서의 문제점을 짚어보자.

## 1. 생명력

껍질을 다 벗긴 백미와 하얀 밀가루. 그것으로 만든 흰 쌀밥과 속살 흰 말랑말랑한 빵. 식감이 부드럽고 잘 씹히고 맛이 있다. 하지만 그 속엔 영양분은 있어도 생명력이 없다. 왜 그럴까?

쌀이란 벼의 씨앗이 열매를 맺은 상태이고 몇 겹의 껍질로 싸여 있다. 이 껍질 중 제일 바깥에 있는 '왕겨'를 벗겨낸 것을 검은 쌀이란 뜻의 현미(玄米)라 하고, 그 안에 있는 '겨'까지 벗겨낸 것을 배아미(胚芽米)라 하고, 그 안에 있는 '배아(씨눈)'까지 벗겨내 새하얗게 된 것을 백미(白米)라 한다.

이런 백미는 물에 담가두어도 싹이 나지 않는다. 배아, 즉 씨눈이 없기 때문이다. 그래서 생명력이 없다는 것이다.

이왕 먹는 음식, 생명력 풍성한 것을 먹어야 하지 않겠는가? 현미 먹기가 힘들면 배아미 정도는 먹고 빵과 파스타는 정제하지 않은 통밀로 만든 누렇고 거무튀튀한 놈으로 먹자.

## 2. 산화

사과 껍질을 벗겨놓으면 얼마 지나지 않아 색깔이 변하기 시작한다. 그것은 산화(酸化)가 일어나기 시작했다는 증거다. 이와 같이 쌀이나 밀 같은 곡류도 껍질을 벗겨놓으면 산화가 빨리 일어난다는 사실을 기억하여야 한다.

## 3. 수입 밀의 농약, 방부제

〈퀴즈〉 아래에 나열한 것들의 공통점은?

라면, 빵, 과자, 스낵, 국수, 만두, 튀김, 소시지, 햄, 카레, 육포, 어묵, 된장, 간장

(답) 밀가루

우리나라 쌀 소비량은 날로 줄어 국민 1인당 연간 소비량은 1988년 122.2kg에서 2017년 61.8kg으로 반토막이 난 데 반해

밀가루 소비량은 계속 늘어나 2017년에는 쌀 소비량의 절반을 넘어섰다(32.4kg). 또한 퀴즈에서 보는 바와 같이 이제 우리가 즐겨 먹는 것 중에 밀가루가 안 들어가는 것 찾기가 참으로 어렵게 되었다.

하지만 우리의 밀 생산량은 턱없이 낮아 연간 식용밀 수요량 218만 톤의 1.4%인 3만 톤에 불과해 98% 이상을 수입에 의존하고 있다. 그러니 밖에서 사 먹는 밀가루 음식 중 '우리밀'이란 표시가 없으면 100% 수입밀로 만든 것이라 생각하면 된다.

수입밀은 가격경쟁력은 말할 것 없고 품질 면에서도 우리밀보다 우수하다. 그런데 무엇이 문제란 말인가? 문제는 유통과정에 있다.


밀이 외국에서 우리나라로 올 때 배를 타고 온다. 배를 타면 최소한 보름, 보통 한 달 이상 걸린다. 오는 동안 갑판 온도 50℃까지 오르는 적도 부근도 지나야 한다. 수확 후 아무런 처리도 하지 않은 농산물이 이렇게 긴 시간 동안 악조건 하에 배를 타고 온다면 아무런 이상이 없겠는가?

농산물은 시장에 나갈 때 상품가치를 높이기 위해 수확 후 씻고, 말리고, 차게 하고, 분류하고, 포장하는 등 여러 가지 수확후 처리과정을 거치는데 장기보관을 위해서는 더 많고 더 독한 처리를 하지 않을 수 없다.

여기에 들어가는 것이 농약, 살충제, 방부제 등으로서 농산물 수출국에선 국내용과 수출품에 대한 허용기준을 달리 한다. 그리고 우리 소비자는 내가 먹고 있는 음식이 외국에서 무슨 처리를 얼마나 한 밀가루로 만든 것인지 알 수가 없다.

작년의 일이다. 장을 많이 본 날 함께 구입한 식빵을 부엌 구석에 둔 사실을 깜박 잊고 보름쯤 후에 발견하였다. 그냥 버릴까 하다가 상태나 한 번 보자 싶어 비닐포장을 뜯었더니 곰팡이 하나 피지 않았고 약간 뜯어 먹어보니 전혀 이상이 없어 놀랐다.

도대체 이 속에 방부제가 얼마나 들었기에 상온에 보름 이상 두어도 빵이 상하지 않는단 말인가? 그 빵은 국내 유명 제빵회사에서 만든 것이었다. 빵이든 과자든 회사규모에서 만들어 유통시키는 제품에 방부제 안 들어가는 것이 어디 있겠나? 하지만 과연 회사에서 그렇게 무지막지하게 방부제를 사용할까?

충분히 짐작이 간다. 빵 만들기 전의 밀가루 속에 이미 들어갈 만큼 들어가 있었던 것이다. 이제 빵을 먹든 파스타를 먹든 이런 사실을 좀 알고 먹고 가능한 한 밀가루 제품은 절제하며 살자.

## 기름과 지방

사람이 건강하게 살려면 기본적으로 어떤 상태가 되어야 할까?

한의학적으로 이야기하자면 기(氣)와 혈(血)이 통해야 한다.

기와 혈이 통하려면 기와 혈이 가벼워야 한다.

기와 혈이 가벼우려면 기와 혈이 깨끗해야 한다.

기가 깨끗하려면 근심 걱정 잡생각이 없어야 하고

혈이 깨끗하려면 핏속에 지저분한 불순물들이 없어야 한다.

불순물이 많으면 피를 무겁게 하여 피를 잘 돌지 못하게 하고 그 찌꺼기는 혈관 벽에 덕지덕지 붙어 그 관을 망가뜨리고 그 주인의 남은 인생을 비참하게 만든다. 혈액을 끈적거리게 만드는 대표적인 불순물은 인간이 절제 없이 먹고 마셔 피 속에 남아도는 당과 지방이다. 이제 그 지방에 대해 공부 좀 해보자.


요즘 갈수록 늘어나는 비만과 고지혈증 때문에 이에 관한 관심도 높고 검사도 많이 하여, 과거에는 의사들이나 알던 용어들을 요즘은 일반인들도 많이 알고 많이 쓴다.

하지만 개념도 모른 채 여러 가지 용어가 헷갈리게 사용되는 것을 바로 잡고 병원에서 고혈압이나 고지혈증 관련 피검사를 받고난 후 의사로부터 직접 설명을 듣거나 결과지를 받아볼 때 그 말의 의미가 무엇인지 이해하는데 도움을 주기 위해 지방에 관련된 여러 가지 복잡한 용어에 대해 개념 정리를 해보았다.

## 1. 기름, 지방, 지질의 차이

상온에서 액체인 기름을 유(油, oil) 혹은 그냥 기름이라 하고, 고체인 기름을 지 혹은 지방(脂肪, fat)이라 부르고 이 둘을 통틀어서 그냥 기름, 혹은 유지(Oils and Fats), 혹은 지질(lipid)이라 한다.

기름에는 식물성 기름, 동물성 기름, 광물성 기름이 있는데 식물성 기름은 대부분 상온에서 액체로, 동물성 기름은 고체로, 광물성 기름(석유)은 액체로 존재한다.

## 2. 지방과 지방산의 차이

지방은 글리세롤 분자 속에 있는 3개의 -OH기에 지방산 3분자가 결합한 것(ester bond)으로, 화학적 구조는 트리글리세라이드(triglyceride, TG, TAG) 형태를 취한다.

그러므로 지방산(fatty acid)은 지방이 아니라 지방의 한 구조물로서 자연계에서는 홀로 존재하지 못하고 지방, 인지질, 왁스 등의 성분으로 존재하면서 그들의 물성을 좌우한다.

glycerol
글리세롤

3 fatty acids
지방산

triglyceride
지방

지방이 만들어지는 과정

지방의 상세구조

지방산은 다시 포화지방산과 불포화지방산으로 나뉜다.

포화지방산은 각각의 탄소가 가지는 4개의 손 중 2개는 자신의 양 옆에 있는 탄소(C)와 잡고 나머지 2개는 수소(H)와 잡고 있어 손이 꽉 찬 것을 말한다.

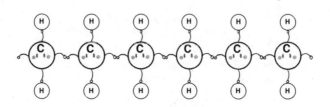

포화지방산의 결합구조

불포화지방산은 수소를 잡아야 할 한 손이 비어 있어 옆에 있는 탄소와 양손을 내밀어 이중결합을 하고 있는 형태를 말한다.

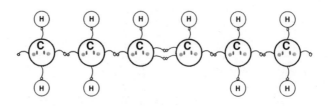

불포화지방산의 결합구조 (그림 참고: 식약처 홈페이지)

불포화지방산

이중결합

포화지방산과 불포화지방산의 결합구조의 비교

지방산은 편의상 탄소에 번호를 붙여 지방산의 종류를 구별한다. 글리세롤과 결합하는 카르복실기(-COOH)의 탄소를 1번으로 하여 차례로 번호를 붙여나가다 오른쪽 끝에 있는 메칠기(-CH3)의 탄소를 그리스어의 마지막 글자인 오메가(ω)란 말을 붙여 오메가 탄소라 부르고 여기서부터 역순으로 오메가 탄소의 번호를 매겨나간다.

불포화지방산은 이중결합의 수에 따라 하나일 경우 모노엔지방산 혹은 단일불포화지방산이라 하고, 2개 이상 있으면 폴리엔지방산 혹은 다가- 혹은 다중불포화지방산이라 한다.

또한 첫 번째 이중결합이 몇 번째 오메가 탄소에 붙어 있느냐에 따라 그 번호를 따서 이름을 부여하는데 아래 그림과 같이 오른쪽 끝에서 세 번째 탄소에 붙어 있으면 오메가3지방산이라 하고, 여섯 번째에 붙어 있으면 오메가6, 아홉 번째에 붙어 있으면 오메가9지방산이라 한다.

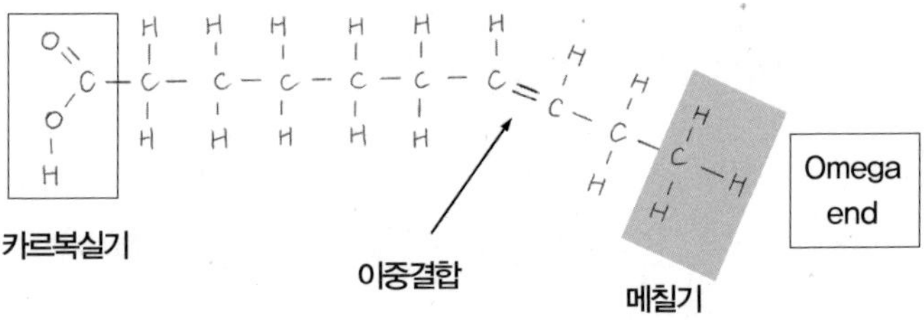

오메가3지방산의 예

마지막으로, 불포화지방산은 이중결합을 하고 있는 2개의 탄소에 붙는 2개의 수소가 어느 쪽으로 붙었는지에 따라 두 가지로 나뉘는데, 2개의 수소가 같은 쪽에 붙은 것을 시스지방산이라 하고 서로 반대쪽에 붙은 것을 트랜스지방산이라 한다.

시스와 트랜스지방산의 이중결합 탄소에 붙는 수소의 위치

## 3. 중성지방, 콜레스테롤, LDL, HDL

병원에서 지방관련 피검사를 하면 총 콜레스테롤 수치와 함께 LDL, HDL, 중성지방(TG)의 양이 표시된다. 이들은 서로 어떤 차이가 있을까?

음식물을 통해 우리 입으로 들어오는 지방은 위에서 언급한 트리글리세라이드(triglyceride, TG) 형태로 존재하는데 이들은 ( - )로 하전할 수 있는 지방산의 카르복실기(-COOH)가 글리세롤과의 결합에 관여하고 있어 하전을 띠지 않기 때문에 모든 지방은 중성이다.

glycerol　　　3 fatty acids　　　triglyceride
글리세롤　　　　지방산　　　　　　지방

지방이 중성인 이유 (붉은 선 부분이 카르복실기)

그런데 왜 굳이 '중성'이란 말을 붙였을까?

지방이 장에 들어오면 췌장에서 분비되는 리파제란 효소에 의해 지방산과 글리세롤로 분해·흡수되어 피 속에 있는 지방 성분은 대부분 지방산의 형태로 존재하는데 술, 설탕, 탄수화물 등의 과다섭취로 칼로리가 남아돌 때는 혈액 속 글리세롤과 재결합하여 다시 트리글리세라이드(TG), 즉 지방이 되어 인체 곳곳에 있는 지방세포에 차곡차곡 비축된다.

혈액 검사에서 지방(TG)이 높게 나온다는 것은 평소에 식탐을 절제하지 못해 피까지 지방덩어리로 지저분해졌다는 의미인데 이 '지방'에 '중성'이란 말을 붙인 이유는 사람들이 하도 '지방'과 '지방산'을 무분별하게 쓰다 보니 피 속에 있는 '지방산(fatty acids)'과 '지방(fat, triglyceride)'을 구별하기 위해 붙인 말이 아닌가 생각된다.

콜레스테롤은 지방과는 다른 지질의 한 종류로서 스테롤이란 유기체다. 이는 세포막, 성호르몬, 스테로이드, 비타민 D, 담즙산 생성에 중요한 역할을 하고 중추신경계 활동에도 없어서는 안 될 생존에 필수적인 물질이다.

콜레스테롤은 주로 간에서 만들어지는데 스스로는 혈액과 섞이거나 녹아들어가지 못하므로 이들을 지방(TG) 및 단백질과 합하여 지단백이란 운반체로 만들어 혈액을 통해 필요한 곳으로 보내게 된다. 이들 중 분자가 작고 밀도가 높은 것을 고밀도지단백(HDL, High Density Lipoprotein)이라 하고, 분자가 크고 밀도가 낮은 것을 저밀도지단백(LDL, Low Density Lipoprotein)이라 한다.

HDL은 혈액 속에 있는 지방을 간으로 운반하여 혈중 지방 농도를 감소시키므로 일반적으로 좋은 콜레스테롤이라 부르고 LDL은 간에 있는 지방을 혈관 속으로 운반하여 고지혈증을 초래하므로 나쁜 콜레스테롤이라 부른다. 그러므로 검사 상 HDL 수치가 높을수록 LDL 수치가 낮을수록 좋다.

## 좋은 기름 나쁜 기름

이제 실생활로 돌아와서 우리가 먹는 기름 중에 어떤 기름이 좋은 기름이고 어떤 기름이 나쁜 기름일까? 그것은 기름 속에 포화지방산과 불포화지방산, 그리고 트랜스지방산이 얼마만한 비율로 들어 있느냐에 따라 구분한다.

　불포화지방산은 몸에 좋은 고밀도(HDL) 콜레스테롤 수치는 높여주고, 몸에 나쁜 저밀도(LDL) 콜레스테롤 수치는 낮춰주는 기능을 하여 혈관을 깨끗하게 하고 혈액 속 콜레스테롤이나 지질(중성지방) 등 노폐물을 내보내는 효과가 탁월하여 심혈관 질환 예방에 도움을 준다.

　포화지방산은 몸에 안 좋은 LDL 콜레스테롤과 중성지방의 혈중 농도를 높여 동맥경화, 비만, 뇌졸중, 각종 암 발생률 증가, 뇌기능 장애 및 학습능력 감소, 알츠하이머, 파킨슨병 등 많은 질환의 원인이 된다.

　트랜스지방산은 액상의 불포화지방산에 수소를 첨가하여 인위적으로 경화시키는 과정에서 발생하는 기형적 불포화지방산으로서 포화지방산보다 몸에 더 해로운 물질이며 자연계에는 육류, 전유(全乳), 유가공품에 소량 존재할 뿐이다.

| | 포화지방산 | 불포화지방산 | 트랜스지방산 |
|---|---|---|---|
| 대표적 함유기름 | 동물성 기름, 팜유, 코코넛유 | 식물성 기름 (아보카도오일) | 액상의 불포화지방산을 수소를 사용하여 인위적으로 굳히는 과정에서 발생하는 아주 고약한 기형적 불포화지방산 |
| 상온에서의 상태 | 고체 | 액체 | 고체 |
| 체내합성 | 가능 | 불가능 필수지방산 | 불가능 |
| 함유식품 | 육류지방, 닭고기 껍질, 소시지, 버터, 치즈, 마요네즈, 크림, 코코넛오일, 가공기름, 파이 및 페이스트리, 케이크, 비스킷 과자, 라면, 감자튀김 | 고등어, 꽁치, 참치, 연어 등 기름이 많은 생선, 견과류, 해조류, 푸른색 채소, 식물성기름 (아보카도오일) | 마가린, 쇼트닝, 정제 및 가공유지, 산패된 기름, 케이크류, 빵류 (특히 크로와상, 페이스트리, 데니쉬), 도넛, 감자튀김, 팝콘, 비스킷 초콜릿과 그 가공품 |
| 특성 | LDL 증가, 배출이 잘 안 됨, 혈관 벽에 쌓임, 혈중 콜레스테롤과 중성지방 증가 | HDL 증가, LDL 감소, 혈액 속 콜레스테롤 및 중성지방 배출, 혈관 벽을 청소, 두뇌와 눈 건강 향상 | 시스지방산을 대체 HDL 감소 LDL 증가 |
| 과다 및 부족 시 나타나는 증상 | 동맥경화, 비만, 뇌졸중, 각종 암발생률 증가, 뇌기능장애 및 학습능력 감소, 알츠하이머, 파킨슨병 | 포화지방산과 반대되는 효과 | 포화지방산보다 더 나쁘다 |

포화지방산, 불포화지방산, 트랜스지방산의 특성 비교

## 먹어야 할 기름과 먹지 말아야 할 기름

이제 분명해졌다. 무엇을 먹고 무엇을 먹지 말아야 할지. 좋은 기름은 먹어주어야 하고 나쁜 기름은 먹지 말아야 한다.

### 1. 압착식 식물성 기름을 먹어라

동물성보다는 식물성 기름을 먹자. 하지만 시판 중인 기름은 거의 핵산이라는 화학용제를 넣어 고압, 고열을 이용해 기름을 빼낸 용제추출법에 의한 것이라 이 과정에서 몸에 안 좋은 트랜스지방산을 만들어내므로 식용유는 압착식 식용유가 좋다.

### 2. 사람보다 체온이 낮은 동물의 기름을 먹어라

식물성 기름은 상온에서 액체지만 동물성 기름은 고체인 굳은 기름이다. 그 이유는 식물성 기름은 융점(녹는 온도)이 낮고 동물성 기름은 높기 때문이다. 이런 기름이 동물의 혈관 속에서는 왜 덩어리져 혈관을 막지 않을까? 그 비밀은 체온에 있다. 그들은 상온에서 굳어버리는 그 기름을 충분히 녹일 만큼 높은 체온을 지녔기 때문이다.

우리가 즐겨 먹는 가축들의 체온을 살펴보면 소는 38℃, 돼지는 39℃, 양은 39℃, 염소는 39.5℃다. 동물 중 가장 체온이 높은 조류는 닭이 42℃, 오리는 43℃나 된다 (자료에 따라 0.*도 정도의 오차는 있다). 그래서 동물성 지방도 그들의 혈관 속에선 액체 상태로 존재하는 것이다. 하지만 사람의 체온은 36.5℃다. 이런 몸에 저런 동물들의 기름이 자꾸 들어오면 어떻게 될까? 육식을 많이 하면 피가 탁해진다는 이유가 여기에 있다.

이에 반해 어류는 주변 수온에 따라 체온이 변하는 변온동물로서 그들의 체온은 강이나 바다의 수온과 비슷하여 사람보다 훨씬 낮다. 그러므로 생선지방이 사람의 혈관 속에 들어오면 혈액의 점도를 낮춰 피를 보다 맑게 하고 등푸른 생선에 포함된 DHA, EPA 같은 양질의 불포화지방산은 좋은 콜레스테롤 수치를 높이고 나쁜 콜레스테롤 수치를 낮춘다.

이것이 육고기보다 생선이 몸에 좋은 중요한 이유다.


## 3. 기름진 음식 너무 좋아하지 마라

외과의사로서 대장내시경의 선구자라 할 수 있는 신야 히로미(新谷弘実)는 한국이나 일본 같은 동아시아 사람들이 튀김이나 볶음요리를 자주 먹으면 췌장염에 걸릴 확률이 증가한다고 경고한다*. 왜 그럴까?

서양의 경우 약 6,000년 전부터 지중해 주변지역에서 올리브를 재배하고 그 기름을 먹기 시작했지만* 콩기름이란 뜻의 말이 처음 중국문헌에 등장한 것은 AD 11세기경으로** 동서양 간에 5,000년 이상 차이가 난다.

이와 같이 서양인들은 오래 전부터 기름기에 단련이 되어 그들의 유전자 속에는 기름을 소화해내는 시스템이 잘 구축되어 있지만 동양인들은 기름 자체나 기름으로 조리한 음식을 먹어본 역사가 짧아 기름기에 대해 상대적으로 취약하다.

기름은 리파제라는 효소가 분해해서 소화, 흡수시키는데 그 효소는 대부분은 췌장에서 분비된다. 그러니 우리 몸에 익숙지 않은 기름기 많은 음식을 자주 먹으면 췌장에 그만큼 부담이 많이 가게 되어 탈이 날 수밖에 없는 것이다.

【참고자료】
* 신야 히로미 (The Enzyme Factor, 2005, 한국어판, 병 안 걸리고 사는 법, 이아소, 2018, p.104~105)
** William Shurtleff and Akiko Aoyagi(2007), History of Soybean Crushing: Soy Oil and Soybean Meal – Part 1, http://www.soyinfocenter.com/HSS/soybean_crushing1.php

## 4. 기름에 튀긴 음식은 피하라

우리가 즐겨먹는 후라이드 치킨, 돈가스, 새우튀김, 도넛, 크로켓, 감자튀김을 위시해서 각종 스낵, 과자, 인스턴트 식품 등등 인간의 입으로 들어오는 것 중 기름에 튀긴 것만큼 사람을 홀리는 먹거리도 잘 없다. 씹을 때의 그 빠~삭한 식감과 혀를 황홀하게 만드는 기름진 맛. 자다가도 일어나 먹을 맛이다. 그런데 어쩌누? 이런 것 치고 몸에 좋은 것이 하나도 없으니 말이다. 왜 그럴까? 다른 건 다 제쳐두고 칼로리와 지방의 측면에서만 생각해보자.

음식을 기름에 튀기면 다른 조리법에 비해 칼로리와 지방의 함유량이 심각할 정도로 증가한다. 음식을 튀기려면 먼저 튀김옷을 입혀야 한다. 이때 밀가루, 빵가루, 설탕, 소금, 간장, 각종 양념 등 무얼 튀기느냐에 따라 별의별 것이 다 들어간다. 이렇게 여러 가지를 섞어 옷까지 입힌 놈을 부글부글 끓는 기름에 넣으면 음식 속에 든 수분은 쪽 빠져나가고 대신 기름을 흠뻑 빨아들인다. 그 결과가 어떨지 두 가지 예를 들어 살펴보자.

100g짜리 작은 감자 하나를 가지고 통감자구이로 만들면 93칼로리에 지방 0g으로 나온다. 같은 감자를 작게 썰어 감자튀김(french fries)을 만들면 319칼로리에 지방 19g으로 변하고,

100g짜리 대구 한 토막을 구우면 105칼로리에 지방 1g인데 반해 생선튀김으로 만들면 232칼로리에 지방 12g의 고열량 고지방 식품으로 둔갑한다니 마치 요술이라도 부린 것 같다.

그것으로 끝나지 않는다. 식품 중 가장 산화가 잘 일어나는 것이 지방이다. 기름에 열을 가하면 산화가 촉진된다. 산화가 일어나면 시간이 지날수록 기름은 산패된다. 기름에 고온의 열을 계속 가하면 트랜스지방이 발생할 가능성이 매우 높다. 같은

기름으로 계속해서 튀겨내면 시간이 지날수록 기름은 산패되고 거기서 튀겨진 음식은 트랜스지방에 발암물질까지 더해져 여러 가지 질병을 유발한다.

패스트푸드 레스토랑이나 후라이드 치킨 집에서 하루 종일 닭을 튀기면서 하루에 몇 번이나 기름을 갈아 부을까?

## 인스턴트 식품과 패스트푸드

산업혁명 후 서양문화가 세계를 지배하게 되면서 끼친 안 좋은 영향 중 하나가 잘못된 먹거리 보급이다.

식물성 위주의 소박한 우리네 식단이 육류와 버터, 치즈 같은 유가공품, 라면과 같이 간단하게 조리해 먹을 수 있는 인스턴트 식품(간편식), 햄버거, 후라이드 치킨 같이 주문하면 금방 나오는 패스트푸드(즉석식) 등에게 점점 자리를 내어주면서 수많은 문제가 생기고 있다.

이 장에서는 인스턴트 식품과 패스트푸드의 여러 가지 문제점에 대해 살펴보고자 한다.

(참고: The Effects of Fast Food on the Body. Healthline, 2018)

# 1. 과다한 성분에 따른 문제

• **탄수화물** : 이들 식품에는 대부분 탄수화물이 많다. 몸속에 탄수화물이 들어오면 이들은 분해되어 글루코스(당)의 형태로 흡수되어 혈당이 올라간다. 그러면 췌장에서 인슐린이 나와 당을 에너지원으로 필요로 하는 세포로 운반하여 혈당을 낮춘다. 이러한 기능은 건강할 시에는 우리의 인체가 잘 조절하고 있지만 과다한 양의 탄수화물을 자주 섭취하면 인체의 정상적인 인슐린 반응에 장애를 일으켜 인슐린 저항성 제2형 당뇨병을 유발한다.

• **설탕** : 대부분의 패스트푸드에는 설탕이 많이 들어간다. 이들과 함께 잘 마시는 콜라나 사이다 같은 탄산음료는 그야말로 설탕덩어리다. 결과는 뻔하다. 당뇨병과 비만.

• **지방** : 지방 중에 제일 나쁜 것이 트랜스지방(trans fat)이다. 이는 조리과정에서 생성되는 것으로 후라이드 파이, 페이스트리, 피자 도우, 크래커, 쿠키 등에서 흔히 발견되며 이를 함유한 식품을 자주 먹으면 나쁜 콜레스테롤인 LDL을 높이고 좋은 콜레스테롤인 HDL을 낮추어 심장병과 뇌졸중을 초래한다.

• **소금** : 사람들은 종종 패스트푸드를 먹고 나면 얼굴이 푸석푸석하거나 속이 더부룩하거나 몸이 부은 듯한 느낌을 받게 되는데 그 이유가 무엇일까? 염분이 많이 함유된 음식을

자주 먹으면 수분을 못 빠져나가게 붙잡아 놓는 효과가 있기 때문이다. 보다 쉽게 과장되게 말하자면 물에 푹 담궈서 몸이 팅팅 붓게 만든 것과 같은 효과다.

이것은 그래도 약과다. 고염식을 하면 혈압이 올라가 심장병과 뇌혈관질환을 야기한다. 생명과 직결된다는 말이다. 문제는 우리가 즐겨 먹는 이들 식품에 나트륨이 얼마나 많이 들어 있는지 잘 인식하지 못한다는 데 있다. 미국의 한 조사에 의하면, 성인 993명을 대상으로 "당신이 먹고 있는 이 패스트푸드 안에 나트륨이 얼마나 들어 있을 것 같은가?"라고 물었을 때 실제 함유량보다 여섯 배나 낮게 대답했다고 한다.

## 2. 각 장기에 미치는 영향

• **소화기** : 패스트푸드에는 섬유소가 절대적으로 부족하고, 이는 변비의 주범이 되며, 치질을 유발하고 대장암의 빈도를 높인다.

• **호흡기** : 패스트푸드로 인해 남아도는 칼로리는 체중을 늘리고 비만으로 이어진다. 비만이 되면 심장과 폐를 눌러 호흡이 가빠지고 천식 유발률이 높아진다.

• **피부** : 탄수화물, 글루텐, 각종 인공첨가물의 과다섭취는 피부에도 영향을 미쳐 특히 어린이나 젊은이들에게서 여드름, 습진, 아토피 등 여러 가지 피부 트러블의 원인이 된다.

• 뼈 : 패스트푸드와 가공식품에 많은 탄수화물과 당분은 입 속에 산(acid)을 증가시킨다. 여기에 더하여 이들과 함께 잘 마시는 탄산음료 속에 든 강한 산은 치아의 에나멜층을 부식시켜 충치를 유발한다. 또한 과할 정도의 나트륨은 몸속의 칼슘을 몸 밖으로 배출시켜 골다공증을 초래하여 뼈를 약하게 만들고 설탕 역시 몸을 산성화시키고 칼슘 흡수를 방해하고 칼슘 배출을 증가시켜 골형성과 발육에 지장을 주므로 특히 성장기에 있는 어린이들이 이런 식품에 쉽게 접근할 수 없도록 세심한 주의가 필요하다.

• 생식계 : 최근 한 연구에서 가공식품과 포장음식을 통해 프탈레이트(바닥재, 접착제, 비누, 샴푸 등의 결합제 및 플라스틱 연화제로 사용되는 화학첨가제)가 체내에 들어올 수 있다는 사실을 밝혔는데 이는 인체 내 호르몬 활동에 장애를 주어 불임의 원인이 될 수 있다.


## 팝콘과 콜라

오랜만에 영화를 보러 가면 항상 아내와의 실랑이에 시달린다. 영화표를 끊고 상영관으로 올라가기 전 "팝콘하고 콜라 사야지?" 하면 "몸에 안 좋은 것 왜 먹어요? 그냥 물이나 한 통 사갑시다"라는 대꾸에 아무 말도 못 하고 입만 툭 튀어나온 채로 올라가든지 아니면 "자주 오는 것도 아니고 몇 달 만에 영화 보러 와서 그것 하나 먹는다고 죽나? 영화 보면서 그런 재미도 있어야지! 나~이거 원~" 하면서 콘 파는 데로 발걸음을 옮기면 아내는 마지못해 따라온다.

"미디엄 사이즈 콘 하나에 중간 크기 콜라 하나면 되겠지?"

"아이고, 그거 누가 다 먹을라고 그라요? 나는 안 먹을 테니까 둘 다 스몰로 하소."

이렇게 어렵사리 득템한 것이지만, 본인은 안 먹는다 했지만, 나 혼자 어떻게 먹냐? 두 사람 좌석 중간 컵홀더에 콜라 얹어 놓고 왼손에 콘 들고 먹다가 "당신도 맛 좀 보지 그래?" 해서 두 손이 왔다갔다 하고 두 입이 이 빨대 저 빨대 빨게 되면 결국 먹은 것도 아니고 안 먹은 것도 아니고 감질만 난다.

하고 많은 스낵 중에 왜 하필이면 팝콘과 콜라를 제물로 삼느냐 하면 이런 글을 쓰고 있는 필자도 피해갈 수 없을 정도로 유혹이 강한 아이템이기 때문이다. 이제부터 이들의 속살을 벗겨보자.


**팝콘**

팝콘의 재료는 폭립종(爆粒種, pop corn)이란 옥수수 품종을 사용하는데, 다른 품종에 비해 알맹이가 작고 단단하며 수분이 적어 쪄먹기보다는 뻥튀기해서 먹기 좋은 옥수수라 이름 역시 '펑' 하는 소리를 뜻하는 'pop'에다 옥수수 'corn'을 써서 품종 이름 자체가 'pop corn'이다.

이렇게 작은 알갱이의 옥수수가 어떻게 본래 크기의 30~40배나 될 정도로 뻥튀기가 될까?

옥수수 낱알들에 열을 가하면 그 속에 들어 있는 수분이 증기로 변하면서 알맹이 내부의 압력이 증가하는데 폭립종 옥수수는 껍데기가 단단하여 고압의 증기가 쉽게 빠져나오지 못하고 갇혀서 내부 압력이 계속 증가하게 된다. 그러다가 온도가 180~200℃ 정도로 올라가면 더 이상 견디지 못하고 펑! 하고 터지면서 내부에서 끓었던 단백질과 전분이 거품으로 올라와 순식간에 굳으면서 우리가 먹는 팝콘이 되는 것이다.

이러한 팝콘에는 섬유질과 항산화제의 일종인 폴리페놀이 풍부해서 스낵용으로는 아주 훌륭한 먹거리라 할 수 있다. 그런데 왜 먹지 말라고 할까?

문제는 조리방법에 있다. 우리가 주로 먹는 극장용 팝콘은 튀길 때 그냥 튀기는 것이 아니라 우리 혀를 유혹하기 위해 갖가지 첨가물을 집어넣어 맛에 따라 다양한 양의 탄수화물, 지방, 나트륨, 당류 및 인공감미료가 들어가는데 맛이 당길수록 몸에 안 좋은 것들이 많이 들어간다.

하지만 무엇보다 안 좋은 것은 이들을 튀길 때 대부분 '쇼트닝'이란 유지(油脂)를 쓴다는 점이다. 쇼트닝은 마가린과 함께 대표적인 트랜스지방 함유식품으로서 여러 가지 심혈관질환의 원인이 된다. 영화관 팝콘의 대명사격인 '버터 팝콘'만 하더라도 버터로 튀기는 것이 아니라 팝콘전용 쇼트닝에 노란색의 버터 맛 나는 맛소금(butter flavored seasoning salt)을 사용한다는 사실을 알고나 먹자.

극장용 팝콘은 그래도 양반이다. 가정이나 사무실에서 손쉽게 만들어 먹을 수 있게 나온 전자레인지용 팝콘은 더욱 해롭다. 전자레인지용 팝콘의 용기 안에 들어 있는 '디아세칠(diacetyl)'이란 성분은 일명 '팝콘폐'라 불리는 폐쇄성 세기관지염을 유발할 수 있는데 이 질환은 폐가 점점 굳어가 숨을 옳게 못 쉬게 되는 무서운 병이다.

다음으로 생각해볼 문제는, GMO라 불리는 유전자변형생물체(Genetically Modified Organism) 가능성이다.

통계에 의하면 2011년에서 2016년 사이에 GMO 식품 수입양이 가장 낮았던 2013년에만 하더라도 식용으로 수입 승인된 유전자변형생물체는 168만 톤이었으며, 작물별 식용 수입물량은 옥수수가 55%, 대두가 43%로, 옥수수와 대두가 전체 GMO 수입물량의 대부분인 것으로 나타났다.

이렇게 들여온 옥수수는 대부분 간장과 식용유 만드는데 쓰이지만 나머지는 다 어디로 흘러들어 갔겠는가?

적어도 2010년까지는 전국의 극장에서 100% 수입 GM옥수수를 썼다. 그러다가 2011년 제주도 농업기술원이 농촌진흥청과 공동으로 국산 옥수수로 팝콘을 만드는 사업에 뛰어들어 제주를 비롯해 기장군, 여수시, 영월군 등 4곳 12$ha$에서 시범적으로 팝콘용 옥수수 재배를 시작했다지만 현재 극장에서 판매되는 팝콘 중 몇 %가 GM옥수수인지 아닌지는 알 길이 없다. 그 이유는 식약처가 영화관을 GMO 표시의무자 범위에서 제외함에 따라 영화관이 별도로 표기하지 않아도 되기 때문이다.

이런 식품을 먹더라도 지금까지는 인체에 특별한 해가 없는 것으로 되어 있다. 하지만 몇십 년 후에도 그 안전성이 지켜지리란 보장은 없다. 또한 유전자조작 작물이 인체에는 유해성이 없다 치더라도 이들로 인한 자연생태계의 파괴는 불을 보듯 뻔한 일이며, 이것이 다시 그러한 작물들에 어떤 이변을 일으켜 우리도 모르는 사이 인체에 어떤 해악을 끼칠지 아무도 예측할 수 없다.

### 콜라

팝콘 세트 메뉴에는 항상 음료가 함께 나온다. 왜 그럴까?

팝콘용 옥수수 품종 자체가 수분이 적은 데다 옥수수 낱알들에 열을 가하면 그 속에 들어 있는 수분이 증기로 변하고 고온에서 튀겨지는 순간 증발한다. 그 결과 팝콘 내에는 수분이 거의 남아 있지 않아 많이 먹으면 목이 메기 때문인데 이때 가장 잘 어울리는 음료가 바로 콜라다.

전 세계 음료시장을 정복한 콜라.

햄버거나 팝콘과 마시면 끝내주는 콜라.

소화가 안 될 때, 속이 메스꺼울 때 마시면 속이 확 뚫리는 듯한 콜라.

한 번 맛보면 절대 잊을 수 없고, 한 번 맛 들이면 절대 못 끊는 맛.

그래서 중독성이 강한, 헤로인 같은 음료.

가장 미국적인 발명품이자 그들의 가장 위대한 작품이다. 그런데 그 속에 든 성분과 그들이 인체에 미치는 영향을 알고 보면 생각이 달라진다.

콜라의 원조인 코카콜라의 레시피는 그동안 극비에 부쳐져 있다가 지금은 99% 공개가 되고 1%만 베일에 싸여 있다 한다. 공개된 내용을 보면 액상과당, 백설탕, 이산화탄소, 인산, 캐러멜 색소, 카페인, 라임주스, 바닐라 등으로 되어 있다.

이렇게 만들어진 콜라 속에 들어 있는 영양관련 성분을 분석해보면 '코카콜라 오리지널 12온스' 1캔 안에 당류 39g, 카페인 32mg, 나트륨 45mg이 들어 있다.

고상하게 수학 단위로 적어 놓아 실감이 안 나겠지만 보다 쉽게 보다 실감나게 설명하자면 350ml짜리 자그마한 콜라 한 캔 안에 설탕이 티스푼으로 자그마치 10스푼 들어 있다는 말이다. 한마디로 설탕범벅인 셈이다.

이런 콜라 한 캔을 마시면 몸속에서 어떤 반응이 일어날까?

1. 세계보건기구 WHO의 1일 설탕 권장량은 6스푼이다. 그런데 350ml짜리 콜라 한 캔에 10스푼의 설탕이 들어 있다니 참으로 놀랄 만한 양이 아닐 수 없다. 이런 걸 하루에 한두 캔씩 마신다면 당뇨병에 안 걸리는 것이 오히려 이상하다.

* 하버드대 공중보건학과 연구를 인용한 한 자료를 보니 (어느 정도 기간까지 추적조사를 했는지는 모르겠지만) 하루 1~2캔 콜라를 마시는 사람의 26% 정도에서 실제로 당뇨병이 발병했다 한다.

2. 이러한 다량의 당분을 섭취하면(액상과당은 그냥 설탕보다 흡수 속도가 훨씬 빠르다) 마신 후 20분 안에 혈당치가 급격히 높아져 인슐린이 다량 분비되고 간(liver)은 혈액 속의 과다한 당분을 지방으로 변환시켜 비만을 초래한다.

3. 콜라 속의 카페인 성분은 동공을 확장시키고 혈압을 올리고 뇌에 있는 아데노신 수용체를 마비시켜 피로를 덜 느끼게 한다. 또한 '도파민'이라는 신경전달물질이 증가하면서 '헤로인'과 유사한 방식으로 뇌의 쾌락중추를 자극하여 기분을 좋게 하고 한 캔 더 마시고 싶은 욕구를 생기게 한다.

4. 이렇게 많은 양의 설탕을 한꺼번에 먹는데도 구역질이 나거나 토하지 않는 이유는 콜라 속에 함유된 인산 성분이 단맛을 둔화시켜 끝까지 마실 수 있게 하기 때문이다.

인산은 뼈로 가야 할 칼슘, 마그네슘 등과 결합하여 인체에 흡수되지 못하게 방해하고 이때 카페인의 이뇨작용과 합하여 뼈로 가야 할 칼슘과 마그네슘을 소변으로 뽑아내니 성인에서는 골다공증을 야기하고, 어린이에게선 뼈의 발육과 성장을 저하시키며, 임산부에겐 골발육이 부실한 기형아를 낳을 확률을 증가시킬 수 있고 다량의 당과 함께 치아의 에나멜층을 부식시켜 충치를 야기한다.

이렇게 말하면 콜라는 만고의 역적처럼 들리지만 알고 보면 꼭 나쁜 일만 하는 것이 아니라 아래와 같이 우리 생활에 많은 도움을 주기도 한다.

1. 화장실 변기와 욕실 바닥에 끼인 곰팡이나 물때가 잘 안

빠질 때 김빠진 콜라를 좌~악 뿌려놓고 한두 시간 있다 솔로 문지르면 말끔해진다.

2. 옷에 진 얼룩이나 찌든 때도 세탁할 때 콜라를 넣고 하면 잘 진다.

3. 옷, 카페트, 바닥에 남은 핏자국을 제거하는 데도 탁월한 효과가 있어 미국고속도로 순찰대는 트렁크에 3.5리터짜리 대용량 콜라를 싣고 다닌다 한다.

4. 프라이팬이나 냄비의 검게 탄 얼룩이 질 안 빠질 때 콜라를 부어넣고 10분쯤 지난 후 수세미로 닦으면 말끔해진다.

5. 오래된 공구에 녹이 슬었을 때 콜라에 담가두었다가 닦으면 녹이 제거되고 볼트와 너트에 녹이 슬어 잘 안 빠지면 역시 콜라를 부어두었다 돌리면 잘 빠진다.

6. 동(구리)으로 된 식기가 세월이 지나 광택을 잃었을 때 콜라를 적신 수건으로 닦으면 반짝반짝 윤기가 나게 된다.

7. 야외나 정원에서 벌레들이 많이 꼬일 때 바닥이 얕은 용기에 콜라를 부어넣고 그 위에 비닐을 씌운 후 적당한 크기의 구멍을 뚫어두면 그들도 그 달콤한 맛에 이끌려 들어와 익사를 불사한다.


콜라 하나로 온갖 찌든 때, 핏자국, 심지어 쇠에 슨 녹까지 깨끗하게 처리할 수 있는 것은 그 속에 든 탄산과 인산 때문인데 이쯤 되면 이들이 얼마나 강력한 산인지 짐작하고도 남을 것이다. 그래서 콜라는 음료수로서 보다는 세척제로서 더 적합한 것이니 그들이 있을 곳은 냉장고 안이 아니라 베란다 내 세탁기 옆이다.

의학이나 자연과학에 잘 등장하는 용어로 '스레스홀드(threshold)'라는 게 있다. 일정한 한도까지는 괜찮다가 어느 정도만 넘어서면 어떤 현상이 일어나는, 바로 그 점(point)으로, 우리말로 하면 '한계점' 내지 '한계치' 정도가 될 것이다.

한 예로, 물을 끓일 때 온도를 99℃까지 올려도 안 끓다가 100℃만 넘어가면 끓기 시작하고, 물을 얼릴 때 1℃까지 내려도 얼지 않다가 0℃만 넘어서면 얼기 시작하는데 이때의 온도가 그 스레스홀드에 해당하고 이를 각각 비등점과 빙점이라 한다. 인체도 마찬가지다. 어느 정도 버틸 때까지 버티다가 일정선을 넘어서면 병으로 나타난다. 안 그래도 평소에 당분과 염분과 카페인을 너무 많이 섭취해서 사회적으로 문제가 될 정도인데 여기에다 스낵과 음료수까지 그런 성분만 골라서 탁 덤터기를 씌우면 근근이 버텨내던 우리 몸이 그 스레스홀드를 넘어설 수 있는 것이다.

영화관에서 가만히 살펴보면 요즘은 영화관에 육칠십대 관

람객 찾아보기가 쉽지 않다. 대부분 젊은이들이고 그 중 대다수는 커플들이다. 이들이 매점에서 사서 들고 나오는 콘과 콜라는 거의 대부분 내 방에서 쓰는 작은 쓰레기통보다 큰, 피구공 하나는 들어감직한 라지 사이즈의 팝콘에 라지 사이즈의 콜라다. 그들 중 반 이상은 의사인 내가 걱정이 될 만큼 살집이 넉넉하다. 그런 걸 볼 때마다 아내는 "아이고, 저걸 우째 다 먹노? 저거 다~~몸에 안 좋은 건데 쟈들 우짤라고 저라노!" 하며 걱정이 태산이다.

젊은 커플이 영화보고 그냥 각자 집으로 돌아갈까? 분명 저녁 먹고 카페에 가든 술집으로 가겠지. 카페에 간다 치면 케이크 한 조각 안 시킬 수 없겠지. 그렇게 되면 라지 사이즈 콘에 콜라에, 밥에, 설탕과 우유가 듬뿍 든 카페라테에, 달달한 케이크까지 쉬지 않고 집어넣으면 우리 몸에서 어떤 일이 일어날까? 바로 스레스홀드를 넘는 것이다.

팝콘과 콜라, 어쩌다 한 번씩 먹는다고 크게 문제 될 것 없다. 그럴 땐 오히려 평소에 못 먹던 것 맛있게 즐기자. 하지만 절제하지 못하고 너무 자주, 너무 많이 마시면 문제가 되는 것이다. 게다가 중독성이 있으니 문제다. 어린아이들이 이 맛에 빠지면 평생을 그 맛에서 헤어나기 힘드니 문제다.

모든 일이 다 마찬가지지만 이런 스낵 하나 음료수 한 캔에도 절제가 필요하다.

# 어떤 비율로 먹어야 할 것인가

　인간이 섭취하는 음식을 크게 둘로 나누면 동물성과 식물성인데 이들의 비율을 어느 정도로 맞추면 가장 이상적일까?

　채식주의자들은 육식은 피를 탁하게 한다고 절대 먹지 말라하고, 영양학자들은 영양소를 따져 골고루 먹으라고 한다. 어느 장단에 춤을 춰야 하나? 참으로 쉽지 않은 질문이다. 100% 맞는 답도 없고 사람에 따라 다를 수도 있다. 이럴 때는 의학적 관점과 인문학적 관점을 버무려서 생각하는 것이 가장 이상적일 것 같다.

　조물주가 우주만물을 만들 때는 아주 정교한 법칙에 따라 만들었고 생물은 주변 환경에 가장 알맞은 설계도를 부여하여 사람의 경우 지역에 따라 생김새도 다르고 피부색도 다르고 몸집도 달라 외계인이 본다면 어떤 종류를 사람이라 해야 할지 헷갈릴 정도로 다양하다.

하지만 사람이라면 한 가지 똑같은 것이 있는데 그건 바로 치아다. 어느 인종이나 이의 수는 같고 종류도 같다. 참으로 신기하지 않은가?

조물주가 이를 왜 만들었을까? 무언가를 먹고 살라고 준 것이다. 주어도 그냥 한 가지 종류만 준 것이 아니라 서로 다른 형태의 세 가지 연장을 주었다. 여러 가지 먹거리의 다양한 모양, 크기, 딱딱함, 질김의 정도에 따라 가장 적합한 놈을 골라 쓰게 만든 것이다. 그래서 나온 것이 각 연장의 수에 따라 먹거리의 비율을 맞추어 먹으면 가장 이상적일 것이란 설이고, 이는 자연의 이치에 따라 사는 것이 몸과 마음을 건강하게 지키는 것이란 필자의 지론과도 맞아떨어진다.


## 치아 생긴 대로 먹자


먼저 동물의 세계를 살펴보자.

동물을 그들이 먹는 먹이에 따라 나누면 식물을 먹고 사는 초식동물, 곤충이나 짐승을 먹고 사는 육식동물, 동식물을 가리지 않고 먹는 잡식동물로 나뉘는데 이들은 그들이 먹고 사는 먹이의 종류에 따라 이빨 모양이 다르다.

식물을 잘 갉아 먹는 설치류(쥐, 다람쥐, 토끼 등)는 앞니(대문니)가 잘 발달되어 있고, 되새김질까지 하며 풀을 먹고 사는 소는 둥글넓적한 어금니가 가장 발달되어 있고, 늑대나 호랑이 같은 육식동물은 송곳니가 가장 크고 날카롭다.

이와 같이 동물은 그들이 먹고 사는 먹거리의 종류에 맞게 이빨이 만들어졌든지 발달했고, 그들의 이빨을 보면 주로 무얼 먹고 사는지를 알 수 있고, 어떤 음식이 가장 적합하고 몸에 맞는 음식인지를 알 수 있는 것이다. 마찬가지의 원리로, 사람의 치아가 어떻게 구성되어 있는지를 보면 우리가 어떤 것을 얼마나 먹고 살아야 좋은지 답이 나온다.


사람의 치아 수는 총 32개로서 좌우상하 대칭이므로 한 쪽만 따지면 8개인데 이 중 대문처럼 넓적하게 생긴 앞니/대문니가 두 개고, 송곳처럼 끝이 뾰족한 송곳니가 한 개고, 맷돌처럼 둥글넓적한 어금니가 작은 어금니 두 개에 큰 어금니 세 개를 더하여 도합 다섯 개다.

이들을 기능적으로 분류해보면,

• 베어 먹고 잘라 먹는 대문니 두 개에
• 찢어 먹고 뜯어 먹는 송곳니 한 개에
• 씹어 먹고 갈아 먹는 어금니가 다섯 개로서
2-1-5의 비율이다.

이에 해당하는 먹거리의 비율은

- 채소와 과일이 25%,
- 육류가 13%,
- 콩류, 뿌리채소, 열매 및 곡류가 62%에 해당한다.

위의 내용 중 필자에게 가장 크게 다가오는 것은 육식에 필요한 송곳니가 단 하나뿐이라는 것, 그것도 크게 날카롭지도 않은 신통찮은 물건이 주어졌다는 사실이다.

이것이 의미하는 바가 무엇일까? 우리 인간은 동양 사람이든 서양 사람이든 육식이 아니라 채식 위주로 먹고 살게끔 만들어졌다는 것이다. 그렇게 먹고 살아야 건강하게 살 수 있다는 말이다.

자, 이제 한번 되돌아보고 잘못된 것이 있다면 고쳐나가자.

나는 지금껏 어느 정도 저 비율에 맞게 먹어왔는가?

나는 그동안 육고기, 육가공품, 유제품 등을 너무 즐겨 먹지는 않았는가?

나는 그동안 채소, 과일, 감자, 고구마, 곡류, 견과류 등을 너무 적게 먹지는 않았는가?

## 한 끼 식사에 필수영양소를 골고루

이제, 영양소 중심으로 들어가보자. 우리 인체에 3대 필수영양소를 들라면 누구나 '탄수화물, 단백질, 지방' 하고 잘 대답할 것이다. 그런데 5대 필수영양소는? 하고 물으면 '비타민' 까지는 많은 사람이 답할 것이나 마지막 하나는 잘 안 나온다. 그 이름은 '미네랄'이다.

비타민과 미네랄의 정체는 무엇일까? 이들은 인체에 소량으로 존재하면서 여러 가지 중요한 일을 수행하는 없어서는 안될 중요한 영양소다. 여기서 각종 비타민과 미네랄의 역할에 대해 일일이 논할 수는 없어 그 중에서도 가장 중요하다 할 수 있는 효소와의 관계에 대해 살펴보자.

효소란 앞에서 설명했듯이 인체 내 모든 대사과정을 잘 일어나게 해주는 촉매제 역할을 하는 물질이다.

효소는 세 가지 요소로 구성되어 있는데 그 첫 번째가 단백질 부분이고, 그 다음이 비타민이나 비타민 대사물이며, 마지막으로 가장 필수적인 부분이 미네랄이다.

여기서 비타민은 효소가 일을 잘 수행할 수 있도록 도와주는 조효소(코엔자임) 역할을 하고 미네랄은 효소의 촉매제 역할을 한다. 효소는 미네랄이 들어오기 전까지는 아무 역할도 못 하다가 미네랄이 제자리를 차지하는 순간 살아 움직이며 자신의 일을 시작하는 것이다. 이들의 역할을 보다 쉽게 이해하기 위해서 인체를 자동차에 비유해보자.

자동차는 어떻게 굴러가는가?

사람이 자동차에 올라 시동 버튼을 누르면 점화플러그에서 스파크가 일어나 압축된 공기와 휘발유에 불이 붙어 순간적으로 폭발하면서 그 힘으로 엔진의 피스톤을 움직이고 피스톤은 바퀴를 돌려 자동차가 굴러가게 되는데 엔진은 휘발유라는 에너지원이 공급되는 한 계속 돌아가게 된다.

여기서 엔진을 계속 돌아가게 하는 휘발유는 우리가 매일 먹는 음식에서 얻는 당분(glucose)에 해당하고, 연료를 태워 폭발시키는 스파크는 효소(sparks of life)에 해당하고, 그 스파크가 일어나도록 시동버튼을 누르거나 시동키를 꽂아 돌리는 것은 미네랄의 작용에 해당한다.

이렇게 중요한 역할을 하는 비타민과 미네랄은 몸속에서 합성되지 않으므로 거의 전량 몸 밖에서 공급받아야 한다. 그러므로 우리가 식사를 할 때 탄수화물, 단백질, 지방만 신경 쓸 게 아니라 비타민과 미네랄도 골고루 섭취해야 한다. 그러면 어떤 식품에 미네랄이 풍부할까?

## 미네랄이 풍부한 음식

1. 해조류: 김, 미역, 다시마 등

2. 견과류(nuts, 단단한 껍데기에 싸여 한 개의 씨만 들어 있는 나무 열매): 호두, 아몬드, 잣, 도토리, 밤, 은행 등

3. 콩류, 낫또, 청국장

4. 어두운 푸른잎 채소: 시금치, 케일, 근대, 순무 등

5. 연어, 멸치, 오징어

6. 각종 씨앗: 해바라기씨, 아마씨, 호박씨 등

7. 조개류, 굴

8. 버섯류

9. 전곡(껍질을 벗기지 않은 통알곡): 귀리, 퀴노아, 메밀, 통밀빵, 소맥배아

10. 요구르트

11. 소와 양고기

12. 아보카도

13. 두부

14. 다크초콜릿과 코코아 파우더

15. 치즈

16. 건과류(dried fruits, 열매를 말린 것): 살구, 자두, 건포도, 무화과, 대추

아이고, 많기도 하다. 이거 다 어떻게 외우냐? 필자 머리로는 도저히 못 외운다. 위에서 비타민 풍부 식품을 뺀 이유는 대체로 미네랄이 풍부하게 함유된 식품에 비타민 역시 많이 들어있기 때문이기도 하지만 비타민의 경우 각 비타민 종류마다 풍부한 식품 이름이 우르르 나오니 그것들까지 다 들먹였다가는 독자들 머리에 쥐날 것 같아서 뺐다.

이제 간단히 정리해보자. 하루 세끼 다 5대 필수영양소로 골고루 채운 밥상 받아먹고 살기는 불가능하다. 그러니 하루 한 끼만이라도 밥상 위에 아래의 다섯 가지 범주 내에 있는 반찬 한 가지씩은 들어가도록 신경 써서 차리고 신경 써서 챙기자.

### 균형 잡힌 식단

1. 탄수화물: 쌀, 보리, 밀, 귀리, 좁쌀
2. 단백질: 콩
3. 지방: 견과류, 깨, 식물성 오일
4. 미네랄: 해조류, 콩류, 견과류, 무말랭이, 낫또, 멸치, 굴, 오징어
5. 비타민: 과일, 채소

(위의 식단은 설악산 초입에 있는 '백투에덴힐링센터, Back to Eden Healing Center' 양일권 원장의 강의내용에서 발췌한 것이다)

# 어떻게 먹을 것인가

세상에 우리 한국 사람들만큼 빨리 식사하는 사람들이 또 있을까?

식당에서 직원들과 같이 점심을 먹으면서 그들이 밥을 어떻게 먹는지 살펴보면 직원, 의사 할 것 없이 참으로 대충 씹어서 참으로 빨리 끝낸다. 마치 빨리 먹기 경쟁이라도 하는 것 같다.

한 외과의사는 항상 내가 식사하고 있는 중간에 들어와서는 내가 식사를 마치기 전에 나간다. 방금 들어왔다 싶은데 벌써 나간다. 처음엔 반찬이 모자라 가지러 내려오나 생각했는데 싹 비운 트레이 반납하고 나간다.

오전 내내 외래환자 보고 점심만큼은 느긋하게 먹고 좀 쉬어야 할 텐데 10분 안에 후다닥 먹고 바로 수술실행 엘리베이터를 탄다. 아이고 저래 가지고 우째 사노? 내가 외과의사 안 되길

천만다행이다.

제대로 씹지 않고 음식을 넘기면 어떤 일이 벌어질까?

입 안에 음식이 들어오고 씹기 시작하면 침샘에서 침이 나온다. 침에는 여러 성분이 들어 있고 다음과 같은 다양한 역할을 한다.

1. 음식덩어리에 침이 섞여서 잘 씹히도록 윤활유 역할을 하는 동시에 음식물을 녹이고

2. 침 속에 들어 있는 '아밀라제' '리파제'라는 소화효소는 탄수화물과 지방의 소화를 돕고, 치아의 틈새에 끼인 음식물을 분해하여 충치를 예방하고

3. 혀 표면에 있는 미각돌기를 자극하고 세척해서 맛을 잘 느끼도록 해주며

4. 침 속에 함유된 면역글로불린, 리소자임 같은 항균물질은 입으로 들어온 음식물을 소독도 하고 구강점막을 보호한다.

침은 음식을 씹으면 씹을수록 분비가 많이 되는데 침이 제대로 나오기도 전에 음식을 삼켜버리면 침의 기능은 있으나 마나다. 게다가 음식덩어리를 잘게 부수어야 소화도 시키고 흡수도 할 텐데 이런 역할을 잘 하라고 치아라는 강력한 분쇄기를 부여했는데도 불구하고 제 할 일 제대로 안 하고 대충 씹어 넘

기면 말랑말랑한 가죽 주머니로 된 위장은 이런 음식 덩어리를 주물러서 해결하려니 그 부담이 오죽하랴?

위장이 하다하다 열 받아서 아이고 나도 모르겠다 하고 대충해서 소장으로 넘기면 소화도 제대로 안 시키고 넘어온 놈을 소장이 어떻게 다 처리하겠는가? 결국 제대로 소화도 안 된 음식물들이 소장에서 적체되면서 부패하여 유해 가스와 활성산소가 발생하고 이들은 장내 유익균과 장 점막을 공격하여 인체 면역시스템과 장 점막의 방어망을 파괴함으로써 여러 가지 질환을 유발하게 된다.

그 반면 오래도록 꼭꼭 씹어 먹으면 어떤 일이 일어날까?

## 천천히, 꼭꼭 씹어서, 50-30으로

한 숟가락 입에 넣고 50~100번쯤 씹어보자. 그러면 어금니라는 맷돌은 들어온 음식 확실하게 갈아주고 여기에 씹을 때마다 침샘에서 졸졸 분비된 소화효소가 골고루 섞여 걸쭉한 죽처럼 된다. 이런 죽을 위로 넘기면 위는 얼마나 편하겠나! 후딱 소화 끝내고 장으로 넘기면 장 역시 넘어오는 족족 영양분들을 흡수할 것이다.

효과는 이것으로 끝나지 않는다.

우리가 음식을 씹을 때마다 밥을 먹고 있다는 신호가 턱관절로부터 뇌에 전달된다. 그 씹는 횟수가 적으면 삼킨 음식 양과 상관없이 뇌는 덜 먹었다고 생각한다. 그래서 과식한다. 그 반면, 오래도록 많이 씹으면 위로 넘어가는 양은 적어도 뇌는 많이 먹었다 생각하고 포만감을 느끼게 된다. 그래서 과식하지 않고도 배가 부르다.

어디 그뿐인가? 천천히 오래 씹으면 치매 예방에도 도움이 된다 하니 이야말로 일석삼조라 할 수 있다.

이제 한 숟가락 입에 넣고 최소한 50번은 씹자.

밥 한 끼 먹을 때 아무리 짧아도 30분은 투자하자. 그리하여 맛은 맛대로 음미하고 건강은 건강대로 지키자. 이것이 건강을 유지하는 첫 걸음이다.

# 언제 먹을 것인가

## 식사 전에 먹어야 할 것들

### 물

인체 내에서 일어나는 생명의 화학반응은 수용액 속에서 이루어진다. 이는 모든 생명활동은 수분 속에서 일어난다는 말로서 물은 생명의 근원이요 물이 없으면 살 수 없다는 뜻이다.

물의 역할을 간략하게 나열하면 ① 혈액의 흐름을 좋게 하고 ② 노폐물과 독소를 배출하고 ③ 엔자임의 활성화에 필요한 비타민이나 미네랄 등을 운반하여 신진대사를 잘 일어나게 하고 ④ 세균이나 바이러스가 침투하기 쉬운 호흡기, 소화기, 생식기계의 점막을 촉촉이 젖어 있게 하여 면역세포의 활동을 도와 면역력을 증가시킨다.

물 성분은 우리 인체 내에 몇 %나 존재할까?

이는 인종, 성별, 나이, 건강, 발육정도, 몸무게, 물의 섭취량에 따라 차이가 있고 같은 항목에 대해서도 자료마다 내용이 조금씩 다른데 인터넷 오픈 북인《OpenStax》의 〈Anatomy and Physiology, Chapter 26. Fluid, Electrolyte, and Acid-Base Balance〉 편에 보면 아래와 같이 나온다.

성인남녀의 경우 평균 50~60%이고, 신생아는 75%까지 올라가며 노인은 45%까지 내려간다. 장기별로 살펴보면 치아가 8~10%로 가장 낮고 뇌와 신장이 80~85%로 가장 높다.

여기서 신생아의 경우 수분 함량이 75%나 되는데 반해 노인은 45%밖에 안 된다는 사실에서 우리는 아기들 피부는 윤기가 나고 팽팽한 반면 노인들 피부는 쪼그라들고 맛이 가는 이유를 알 수 있다. 한마디로 몸에 수분에 말라서 그런 것이다. 그러니 피부의 젊음을 유지하고 싶다면 평소에 물을 많이 마셔야겠다.

뇌와 신장 내 수분이 80~85%라는 것은 혈액 내 수분이 50%인 점을 감안할 때 참으로 놀랄 만한 수치다. 이것이 시사하는 바는 두뇌 활동과 콩팥의 기능이 원활하게 돌아가기 위해서는 물이 절대적으로 필요하다는 의미가 아니겠나? 한창 공부해야 할 시기에 있는 청소년들이 새겨들어야 할 내용이다.

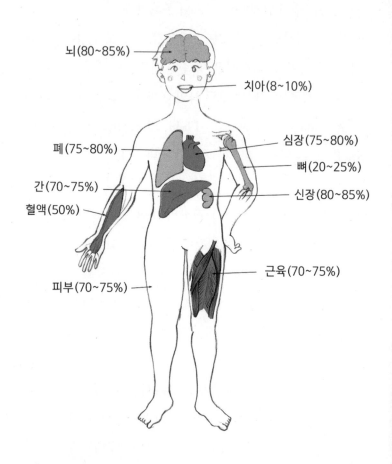

뇌(80~85%)
치아(8~10%)
폐(75~80%)
심장(75~80%)
뼈(20~25%)
간(70~75%)
혈액(50%)
신장(80~85%)
근육(70~75%)
피부(70~75%)

이렇게 중요한 물을 하루에 얼마나 마셔야 할까?

많은 학자들이 1,500~2,000$cc$를 권한다. 이런 수치가 나온 논리는 대소변, 땀, 호흡 등으로 배출하는 수분의 양이 하루에 2.5$l$ 정도 되고 음식물로 섭취하는 양이 약 0.5$l$니 2$l$정도는 마셔야 하지 않겠냐는 거다. 하지만 나는 죽었다 깨어나도 하루에 2,000cc는 못 마시겠더라. 또한 세상 어디를 가도 한국만큼 밥상에 국물이 많이 올라오는 나라가 없으니 필자는 1,500cc를 권한다. 그것도 힘들면 하루에 1,000cc 정도는 마시자.

그렇다면, 언제 마시는 것이 좋을까?

물은 공복에 마셔야 한다. 아침에 일어나자마자 20℃ 정도의 찬물을 500cc 마시고 점심식사 1시간 전에 500cc, 저녁식사 1시간 전에 500cc를 마시라고 신야 히로미(新谷弘実)는 권한다.

찬물을 마시면 인체는 이 물을 우리 몸의 온도에 맞추기 위해 교감신경을 자극하여 에너지대사가 활발하게 일어나 칼로리를 소비하는 효과가 있다. 하지만 얼음물 같이 너무 차가운 물은 몸을 빠른 시간 내에 차갑게 하여 설사나 다른 이상의 원인이 되기 때문에 안 마시는 게 낫다.

식사 중이나 식사 직후에 물을 많이 마시는 것은 입과 위에서 분비되는 소화액을 묽게 만들어 소화를 방해하고 마신 양만큼 위에 부담을 주므로 식후에 마시는 물은 입가심용으로 한 모금 정도, 많아도 찻잔 반 잔 정도가 좋겠다.

물 대신 마시는 차나 커피, 탄산음료, 맥주 같은 음료수는 수분보충이 안 된다. 그 이유는 이들 속에 들어 있는 당분, 카페인, 알코올, 식품첨가물들은 물보다 농도가 높아 세포나 혈액 속의 수분을 빼앗아갈 뿐 아니라 카페인과 알코올은 이뇨작용이 있어 소변으로 수분을 배출시켜 피를 끈적끈적하게 만들기 때문에 이런 것들을 마실 땐 오히려 물을 많이 마셔야 한다.

그러면 어떤 물이 좋은 물이고 어떤 물이 나쁜 물일까?

좋은 물이란 오염되지 않고 깨끗한, 기가 살아 있는, 미네랄이 풍부한 흐르는 자연수 같은 것이 아닐까? 이것을 화학적으로 표현하자면 산화환원전위가 낮아 환원력이 좋은 환원수다.

산화란 산소와 결합하여 세포에서 수소와 전자가 떨어져 나가 산성으로 변하는 것을 말하고, 반대로 환원이란 수소와 결합하여 산소를 잃고 전자를 얻어 알칼리성으로 변하는 것이다.

산화환원전위란 물속에 있는 산화제와 환원제간의 평형에 따라 결정되는 에너지 준위로서 그 수치가 플러스(+) 쪽으로 갈수록 산화력이 강하고 마이너스(-) 쪽으로 갈수록 환원력이 강함을 나타내므로 산화환원전위가 낮다는 말은 그만큼 환원력이 강하다는 말이다. 이러한 측면에서 좋은 물은 마그네슘(Mg)을 함유한 천연광석수나 해양심층수다. 이들의 경우 물속의 마그네슘과 물이 결합하여 $Mg + 2H_2O \rightarrow Mg(OH)_2 + H_2$로 됨으로써 활성수소를 생성하여 ORP $-200$ 전후의 환원력과 ph 9.5 전후의 알칼리성을 띄게 되는 것이다. 이런 물을 마실 수 없을 땐 미네랄 환원정수기, 알칼리 이온정수기, 마이너스 이온정수기 등으로 이름 붙은 정수기를 사용하면 된다.

이제, 나쁜 물에 대해 살펴보기로 하자.

## 1. 수돗물

수돗물이 안 좋은 이유는 염소를 비롯한 여러 가지 화학물질, 발암물질 및 낡은 수도관에서 묻어나오는 정체모를 오염물들이 들어 있을 수 있기 때문이다.

이 중 물을 정화시키기 위해 사용하는 소독용 염소가 인체에 미치는 영향을 살펴보자. 염소는 물속에서 대량의 활성산소를 발생시켜 미생물을 죽이는 방식이므로 이 과정에서 물이 산화되고 이런 물을 마시면 활성산소를 제거하기 위해 인체 내 엔자임(효소)이 다량 소모된다. 이것이 정수기로 잔류염소를 걸러내고 산화된 물을 알칼리로 환원시켜 주어야 할 이유다.

## 2. 페트병에 오래 담아둔 물

요즘은 가정에서 생수를 받아먹는 집이 상당히 많다. 문제는 한 번에 대량 받아놓으면 시간이 갈수록 물의 환원력이 떨어지고 미세플라스틱에 의한 피해가 우려된다는 데 있다.

## 과일

서양 사람들이 잘못하는 것 중에 하나가 과일을 식사 후 디저트로 먹는 것이다. 양식 정찬으로 배를 잔뜩 불린 데다 달달한 과일까지 먹으면 식사로 올라간 혈당에다 흡수가 잘 되는 단당류가 더하여 3+2=5가 아니라 3×2=6이 되는 상승작용을 일으켜 당뇨병의 원인이 될 수 있다.

그러므로 과일은 배고플 때나 식사 30분 전에 먹는 것이 좋다. 과일을 식전에 먹어야 하는 또 다른 이유는 과일을 식전에 먹으면 위장활동에 도움을 주고 혈당치를 올려 식사 시 과식을 방지하는 효과가 있기 때문이다.


## 먹지 말아야 할 식후 디저트

옛날에는 식사 대접할 일이 있으면 밥만 사면 되었다. 그런데 요즘은 밥만 먹고 끝내면 뭔가 대접을 소홀히 한 것 같아 별 일이 없는 한 식사 후에 카페에 간다.

카페에 가면 눈에 잘 띄는 곳에 '1인 1컵'이라고 붙여놓아 한 잔으로 둘이 나눠먹지도 못한다. 또한 요즘 다방(茶房)은 차만 파는 것이 아니라 케이크와 쿠키까지 파니 대접한답시고 데리고 가서 그런 것 한두 조각 안 시킬 수도 없다.

얻어먹는 입장에선 상대방이 밥값 냈는데 찻값까지 내게 하면 싸가지 없단 소리 들을 것 같아 "찻값은 내가 낼게" 하고 나서다 보면 때로는 칼국수값 보다 찻값이 더 나가는 수가 있어

내가 대접을 받은 건지 대접을 한 건지 헷갈릴 때도 있다.

아무튼 전에 없던 이상한 문화가 생겨나 대접하는 사람이나 대접받는 사람이나 이전보다 부담스럽긴 매한가지다.

문제는 여기서 끝나지 않는다. 더 큰 건 건강상의 문제다. 카페에서 파는 커피 한 잔의 양은 필자가 평소 식후에 숭늉처럼 마시는 연한 인스턴트 커피 한 잔 양의 세 배쯤 되고 농도 또한 그 정도로 진하다. 하여, 그런 커피 돈 아까워 한 잔 다 마시고 나면 평소 마시는 커피 9잔 정도를 한꺼번에 마신 꼴이 된다.

이런 커피 한 잔 안에 과연 어떤 성분이 들어 있을까?

한국 스타벅스에서 파는 커피 중 귀에 익은 메뉴 몇 가지 속에 들어 있는 영양정보를 살펴보자.

| | 칼로리(Kcal) | 포화지방(g) | 나트륨(mg) | 당류(g) | 카페인(mg) |
|---|---|---|---|---|---|
| 아메리카노 | 10 | 0 | 5 | 0 | 150 |
| 카페라테 | 180 | 5 | 115 | 13 | 75 |
| 카푸치노 | 110 | 3 | 70 | 8 | 75 |
| 카페모카 | 290 | 9 | 105 | 25 | 95 |
| 카라멜 마끼아또 | 200 | 4.5 | 100 | 22 | 75 |

톨 사이즈(12 fl oz, 355ml) 커피 한잔에 들어 있는 영양성분

(한국 스타벅스 홈페이지 자료)

표를 보면 '아메리카노'는 카페인 함량이 제일 높은 반면 칼로리도 낮고 몸에 나쁜 다른 성분이 전혀 포함되어 있지 않다.

나머지 4종의 커피에는 아메리카노보다 카페인이 적게 든 대신 건강에 가장 나쁜 4대 요소라 할 수 있는 고칼로리, 포화지방, 나트륨, 당이 참으로 골고루 들어 있다. '카페라테'는 한마디로 소금덩어리(115mg)고, '카페모카'는 칼로리 290Kcal, 포화지방 9g, 나트륨 105mg, 당류 25g으로 최악이며, '카라멜 마끼아또'도 이에 버금간다. 참고로 카페인이 없는 무카페인 커피라는 Decaf coffee에도 컵의 크기에 따라 15~30mg의 카페인이 들어 있다.

필자가 아까운 지면 할애하여 이렇게 자세히 나열한 이유는 내가 마시는 한 잔의 커피 속에 도대체 무엇이 얼마나 들어 있는지 알고나 마시자는 뜻에서다. 이런 것 알고 나면 앞으로 한 잔이라도 덜 마시지 않겠냐는 뜻에서다.

외식할 때마다 배 불리 먹고, 그것도 모자라 이렇게 높은 칼로리에, 포화지방에, 소금에, 설탕이 들어 있는 커피 마시고, 그것도 모자라 달달한 케이크 한 조각까지 더하면 비만과 당뇨병 티켓은 이미 예약확정 상태다.

## 간식과 야식의 폐해

우리가 음식을 먹으면 (성분에 따라 많은 차이가 있지만) 위(胃)에서 소화시키는데 대략 2시간, 소장에서 흡수하는데 3시간 정도 걸린다. 이들은 동시에 활동하는 것이 아니라 위가 일을 하는 동안에는 장이 쉬고 장이 활동하는 시간에는 위가 쉰다. 그런데 위에서 넘어온 음식물을 받아서 장이 한창 작업을 하고 있는 동안 또다시 위에 음식물이 들어오면 위가 다시 움직이게 되고 장은 하던 일 멈추고 두 손 놓고 있어야 한다. 그렇게 되면 장에서 제때 흡수되지 못한 음식물이 적체되고 이들은 부패하여 유독가스를 뿜어대며 장내 환경을 오염시키는 것이다.

간식의 종류는 더 큰 문제다. 많은 사람들이 간식으로 즐겨 먹는 것이 스낵, 과자, 컵라면, 빵, 치킨, 초콜릿 등등 몸에 안 좋은 것만 골라 먹기 때문이다. 이런 인스턴트, 패스트푸드야 말로 인류 건강의 가장 큰 적이다.

간식을 먹는 시간대로 따졌을 때 가장 고약한 간식은 밤에 먹는 야식이다. 밤늦게까지 잠 안 자고 있다 보면 배가 출출하지 않을 수 없고 이럴 때 주로 먹는 것 역시 위에 나열한 불량음식들이다. 자기 전에 꾸역꾸역 먹었을 때 우리 인체에서는 어떤 일이 벌어질까?

## 역류성 식도염과 수면무호흡증

자기 전에 먹고 누우면 위장의 내용물이 식도로 역류해 올라오기 쉽고 역류 시에 강산성의 위산이 올라와 식도점막을 심하게 자극하여 마치 가슴이 타는 듯한 통증을 느끼고 자주 반복될 경우 식도염을 일으킨다. 또한 위식도역류가 일어나면 인체는 기도로 음식이 넘어가는 것을 막기 위해 기도를 좁히고 일시적으로 호흡을 정지시켜 수면무호흡증을 유발할 수 있고 이는 다시 동맥경화나 관상동맥협착증이 있는 환자의 경우 산소농도를 저하시켜 야간 급사의 원인이 될 수도 있다.

## 수면장애

사람이 잠들면 아무것도 안 하고 아무 에너지도 안 들 것 같지만 실은 그렇지 않다. 낮에 저질러놓은 일들 주워 담고 정리하고 꿈도 꾸고 내일 준비도 하고 하는데 적지 않은 에너지를 소모한다. 그런 에너지의 일부를 야식으로 들어온 음식물 소화하고 흡수하는데 빼앗기면 수면의 질이 좋아질 리 없다.

## 비만

자기 전 식사로 혈당이 올라가면 대량의 인슐린이 분비되고 이는 간, 근육, 지방세포에게 신호를 보내 혈액속의 당분을 끌어들이게 하여 탄수화물과 단백질을 모두 지방으로 전환시켜 쉽게 살이 찌게 만드는 것이다.

## 면역력 저하와 질병의 증가

저녁을 먹고 야식까지 먹게 되면, 소화기관의 에너지 소모가 너무 커서 다음날 아침이 되어도 에너지가 고갈되어 면역계가 제대로 가동이 되지 않아 면역력이 떨어지게 되고 이는 자연히 질병에 대한 저항력 약화로 이어진다.

결국 저녁 일찍 먹고 일찍 자는 것이 상책이다. 아무리 늦어도 12시 전에는 잠자리에 들자. 우리가 잠든 동안 우리 몸을 청소하고 재정비하는 작업은 밤 12시부터 새벽 2시 사이에 집중적으로 일어난다. 이 시간 놓치면 2시간이면 갈 급행열차 놓치고 4시간 걸리는 완행열차 집어타는 격이다. 비만과 지방간이 동시에 있는 환자들에게 몇 시에 자냐고 물어보면 거의 대부분 12~1시란다. "그때까지 잠 안 자고 뭐 하노? 달밤에 체조라도 하나?"라고 물어보면 거의 대부분 TV보거나, 게임하거나, 휴대폰 가지고 논단다. 그러고는 아침 늦게 눈 비비며 허겁지겁 일어나 밥도 안 먹고 직장에 가면서 그 독한 커피 한 잔 사들고 가 마신다. 참말로 일생에 도움이 안 돼요.

이제 일찍 자고 일찍 일어나 야식 대신 아침 제대로 챙겨먹고 살자. 이 습관이야 말로 시간 아끼고 건강 챙기는, 일생에 도움 되는 일석이조의 돈 되는 장사다.

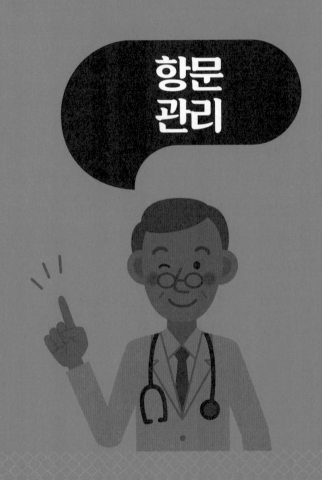

지금까지 우리는 무엇을 어떻게 먹을 것인가에 대해 자세히 살펴보았다. 코를 통해 들어온 공기는 폐를 돌아 코로 도로 나가지만 우리가 입으로 먹은 음식은 위와 장에서 소화·흡수되고 남은 찌꺼기가 항문을 통해 밖으로 배출된다. 그런데 그 항문에 문제가 생겨 배출에 장애가 있거나, 변을 볼 때마다 불로 지진 듯이 아프거나, 아무 때나 변을 지리거나, 변이 엉뚱한 곳으로 샌다면 어떻게 될까? 그야말로 남에게 함부로 말도 못하고 혼자 끙끙대면서 인간이 누려야 할 최소한의 삶의 질과 자존심까지 훼손하게 된다.

하지만 대부분의 사람들은 이런 일을 당하기 전까지는 항문의 중요성을 잊고 살고 항문을 '똥꼬'라고 비하하기까지 한다. 항문은 얼굴만큼이나 소중히 대해야 한다. 이제 항문에 대한 관리와 훈련법에 대해 알아보자.

# 치질의 추억

# 의대 본과 시절

낮에는 수업 받는다고 하루 종일 앉아 있고 밤에는 시험공부 하느라 밤늦게까지 앉아 있는 데다 지체장애인인 관계로 남들처럼 잘 나다니지도 못하는 관계로 필자는 젊어서부터 치질을 달고 살았다.

하루는 시내에 있는 친구 집에 놀러갔는데 그의 아버지는 개원의였다. 당시 전문의는 병원급에나 가야 만날 수 있었고 개원가는 거의 100% 일반의였다. 내가 치질로 고생하는 것을 아는 친구는 치질환자를 주로 보는 자기 아버지에게 한 번 보여보라 하여 별 생각 없이 친구와 함께 진료실로 내려갔다.

나의 히스토리를 듣고 난 원장님은 아랫도리 벗고 진찰대에 누우라 하였고 항문을 진찰한 그는 "이래 가지고 어떻게 지냈냐?" 하면서 무언가를 항문에 집어넣고 모종의 시술을 하였는데 눈에서 번갯불이 번득이는 듯했다.

다음날 아침, 화장실 갔다가 변이 통과하는 순간 인두로 지지는 듯한 통증에 정신이 하나도 없었다. 어머니 부축을 받으며 벌벌 기다시피 하여 그 병원에 찾아가 진통제 주사를 맞았다.
나는 그가 내 항문에 무슨 시술을 했는지 아직도 모른다. 아무튼 그 후 일주일 정도는 죽을 맛이었고 치질수술은 하고 나서 제일 아픈 수술로 내 뇌리 속에 깊이 새겨져 다시는 안 한다고 맹세했지만 그로부터 지금까지 두 번 더 수술 내지는 시술의 고통을 당했고 앞으로도 한 번 더 받아야 할 일이 남았다.

지금은 환자로서 겪을 만큼 겪어본 데다 의사로서의 식견도 더하여 치질에 관한 한 누구 못지않은 노하우를 가지고 잘 컨트롤 해가며 지내고 있다. 또한 그 고통을 잘 알기에 다른 사람들이 이 병만큼은 걸리지 말기를 바라는 마음에서 이 부분에 대해서는 보다 자세히 기술하고자 한다.

# 왜 사람에게만 치질이?

치질(痔疾)이란 항문 안팎에 생기는 여러 가지 외과적 질환을 통틀어 이르는 용어로서 엄밀하게는 항문에 생긴 암도 포함되지만 보통 다음의 세 가지가 포함된다.

1) 치핵 : 일반적으로 치질이라 일컫는 병

2) 치열 : 항문열창, 항문이 갈라지는 것

3) 치루 : 직장점막과 항문피부 경계에 위치한 항문 샘의 세균 감염으로 염증이 생기면서 항문의 주변 조직을 침범하여 그 중 약한 부위를 통하여 직장이나 항문 주위 피부로 터널을 뚫어 고름이 흘러나오는 병

이러한 치질 중 발생빈도가 가장 높은 것은 치핵으로서 이 병은 항문 바로 위에 있는 직장 내 정맥에 피가 잘 돌지 않고 정체되면서 혈관이 늘어나고 거기에 염증이 생겨 붓고 아프고 출혈까지 하게 되는 병인데, 직장 안에 생긴 것을 내치핵(암치질)이라 하고, 항문 주위에 생긴 것을 외치핵(숫치질)이라 하며, 직장 안의 것이 밖으로 빠져나온 것을 탈출치핵이라 한다.

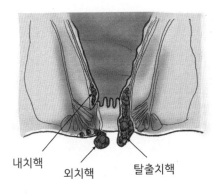

내치핵    외치핵    탈출치핵

치핵의 분류

이러한 치질은 왜 생기는 걸까?

그 원인의 뿌리를 따라 올라가면 인간이 두 발로 걷는 직립보행을 하면서 치르는 대가다.

동물들은 임신 및 출산과 같은 특수한 경우를 제외하고는 치질이란 병에 잘 걸리지 않는다. 네 발로 걷는 그들은 항문과 입이 같은 높이에 있고 뱃속에 든 내장은 마치 장롱 속 옷걸이에 옷을 걸어 놓은 듯 각각 등에 매달려 있는 형상이므로 항문이라 해서 별달리 압박을 받을 게 없다.

하지만 인간은 앞발을 들고 서는 바람에 배 안에 있는 모든 내장이 아래로 처져 그 하중을 직장(直腸)과 항문이 고스란히 다 받게 되고 이러한 상황은 서 있을 때보다 앉아 있을 때 더욱 가중된다.

혈액순환의 측면에서 살펴보면, 심장에서 뿜어져 나온 피는 동맥이란 관을 통해 온갖 장기로 흘러들어간 후 정맥을 통해 심장으로 되돌아와야 하는데 직장은 장 중에서 제일 말단이자 제일 아래에 있어 피를 위로 흘려보내기가 다른 장기보다 더 힘이 든다.

거기다 중력에 의한 압박까지 받아야 하니 직장 내 정맥혈의 순환이 잘 되지 않아 혈관이 늘어나면서 밑으로 처지고, 심해지면 항문 밖으로 빠져나오기도 하는 것이다.

# 치질의 예방과 재발방지책

이러한 치질에 대해 어떻게 대처해야 할까?

## 한 자리에 너무 오래 앉아 있지 마라

치질의 시발은 땅과 평행하게 있어야 할 척추와 항문이 직립 보행으로 인하여 무게중심이 아래로 쏠리면서 시작된 것이다.

그나마 서 있으면 상체의 하중이 고관절을 통해 양 다리로 많이 분산되지만, 앉아 있을 경우에는 그 무게를 고스란히 요추(허리뼈)와 엉덩이가 감당해야 하는 만큼 그 중심에 있는 항문에 바로 압박이 가해지게 되니 하루 종일 앉아서 일하는 사람들에게 치질이 많이 생기는 것은 당연한 일이다.

그러니 앉아서 일을 할 때는 수시로 일어나 걸어라.

**의자와 책상을 바꾸어라**

하지만 작업하다 말고 일어나 걸어다니는 데는 한계가 있다. 보다 근본적인 해결책이 없을까? 있다. 책상이나 의자를 바꾸면 된다.

• **높낮이조절 책상**

책상의 높이를 조절하여 앉아서뿐 아니라 서서도 작업을 할 수 있게 만든 것이다.

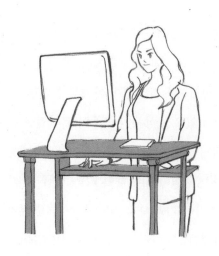

• 무릎받이 혹은 무릎꿇이 의자

앉았을 때 무릎을 아래로 향하게 하여 엉덩이 쪽에 쏠리는 압력을 무릎 쪽으로 분산시키는 의자다.

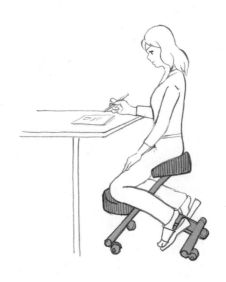

## 딱딱한 바닥에 앉지 말고 구멍 뚫린 쿠션을 사용하라

딱딱한 바닥에 앉으면 항문과 바닥이 바로 맞닿아 항문주변 혈관에 압박이 많이 가해지므로 방바닥이나 의자에 앉을 때는 바로 앉지 말고 중앙이 파여진 일명 '도넛쿠션, Donut cushion'에 앉는 것이 하중을 분산시키는 데 좋다.

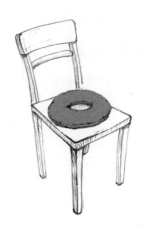

### 찬 바닥에 앉지 마라

날씨만 추워져도 치질환자는 괴롭다. 실제로 국민건강보험공단 자료에 따르면 사계절 중 겨울(12~2월)에 병원을 찾는 환자 수가 가장 많았다. 왜 그럴까?

체온이 떨어지면 혈관은 수축한다. 혈관이 수축하면 말단부 혈액순환에 장애가 생기고 안 그래도 정맥 혈관이 늘어져 순환이 잘 안 되는 치핵에서는 더 큰 지장을 받을 수밖에 없다.

날씨도 추운데 치질환자가 찬 바닥에 앉는다는 것은 '날 잡아 잡수~~' 하는 거나 다름없고, 반대로 날씨가 추워 체온이 떨어져도 엉덩이만 따뜻하게 해주면 별 문제 없으니 치질환자는 항상 엉덩이를 잘 받들고 살아야 한다.

## 좋은 배변습관을 익혀라

### • 변기에 앉은 후 5분 내로 끝내라

화장실에 앉아 신문이나 책 보지 마라.

변기에 앉아 시간을 끌면 끌수록 항문에 걸리는 압력은 높아진다. 몇 번 용 써보고 안 나오면 미련 갖지 말고 그냥 일어서라. 또한 이런 불발탄의 빈도를 줄이기 위해서는 마려울 때마다 가지 말고 참을 만큼 참았다가 못 참을 정도 되면 들어가라.

### • '용' 너무 쓰지 마라

나이 많은 사람들이 한 번씩 화장실에서 죽어나오는 경우가 있다. 그 이유는 대변이 잘 안 나와 용을 많이 쓰다 혈압이 올라가 뇌혈관 동맥류가 터져 그런 것이다. 배에 힘을 주었을 뿐인데 신체 중 제일 위, 꼭대기에 있는 머릿속 혈관이 터질 정도면 앉은 몸의 제일 아래에 있는 항문 안의 혈관에야 오죽하랴!

### • 좋은 자세를 취하라

우리가 언제부터 지금과 같이 변기에 앉아서 변을 보는 수세식 화장실을 사용하게 되었을까?

필자는 1953년, 당시 부산 '동래'지역에서 열 손가락 안에 드는 큰 기와집에서 태어났음에도 불구하고 고등학교 졸업할 때까지 수세식 화장실을 경험한 적이 없었다. 그러다가 대학 2학년 때인 1972년, 고3 수험생 집에 개인과외 아르바이트를 갔다가 난생 처음으로 좌식(座式) 수세식 변기와 대면하게 되었다.

화장실이라면 당연히 바닥에 구멍이 파여 있고 그 양 옆에 발판 같은 것이 있어야 하는데 이건 어찌된 영문인지 바닥에 구멍은 없고 의자처럼 생긴 놈이 떡 하니 버티고 있는 게 아닌가.

일단 뚜껑처럼 생긴 놈을 열어보니 그 아래에 널찍한 구멍이 있어 여기에다 변을 보라는 뜻은 알겠는데 문제는 이 좌석처럼 생긴 놈에 앉아서 보아야 하는지 아니면 좌석 위에 올라가 두 발로 딛고 쪼그리고 앉아서 보아야 하는 건지 통 감이 오지 않았다.

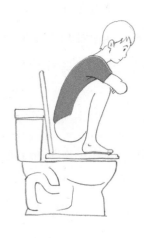

좌식 수세식 화장실에서 변보는 방법?

요즘 사람들이 들으면 배를 잡고 웃을 일이지만 20살이 되기까지 요강에다 변을 보던 유아기를 제외하곤 항상 변기 구멍 옆 바닥에 두 발을 딛고 쪼그리고 앉아서 변을 봐온 사람의 입장이 되어보면 그게 웃을 일이 아니에요!

하지만 다행히도 본인이 장애인이라 변기 위에 올라가서 아슬아슬한 묘기를 부려가며 대사를 치를 만한 능력이 안 되는지라 그냥 앉아서 보기로 했다. (아마 몸이 성했더라면 내 성질상 변기 위로 올라갔을 것이다)

하지만 또 하나의 난제가 남았다. 앉을 때 변기 쪽으로 보고 걸터앉나? 아니면 문 쪽으로 돌아앉아야 하나?

몇 초간 고민한 후에 변기 쪽으로 보고 걸터앉기로 했다. 그렇게 생각한 이유는 그때까지의 화장실 경험상 문 열고 들어가면 항상 벽 쪽으로 보고 앉아 일을 본 데다 양 손으로 물통을 잡고 앉으면 보다 안전할 것 같았고 또한 그런 자세로 앉으면 마치 말을 탄 것 같은 포즈라 보다 대장부다운 자세가 아닐까 생각했기 때문이다.

아무튼 어렵사리 양변기와의 첫 대사(大事)를 치렀는데 가끔 그때 일이 생각날 때마다 혼자서 쓴 웃음을 짓는다.

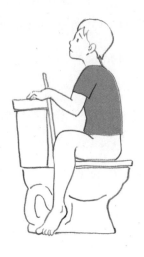

기마식 좌변기 사용법

이러한 남부끄러운 에피소드를 밝히는 이유는 우리 인간이 좌변기 위에 점잖게 바로 앉아 대변을 보기 시작한 것이 정말 얼마 안 되었다는 것을 강조하기 위해서다.

20만 년 전 호모사피엔스가 지구상에 등장한 후 19만 9천 7,8백 년 동안 인간은 쪼그리고 앉아서 대변을 보아왔고 현재도 몇 안 되는 선진국들을 제외한 대부분의 나라 사람들은 아직도 이런 자세로 보고 있다.

그러면 좌변기에 앉아서 보는 것과 화장실 바닥에 쪼그리고 앉아서 보는 것 중 어떤 자세가 배변에 더 도움이 될까? 답은 엉거주춤 쪼그리고 앉는 자세가 훨씬 낫다. 왜 그럴까?

대변이란 우리 입으로 들어온 음식을 위장에서 소화하고 소장에서 흡수하고 대장에서 걸레 짜듯 물기를 쪽 짜서 항문 밖으로 내보낸 고형물의 찌꺼기를 말하는데 이러한 대변이 배출되는 과정을 알면 위의 답을 알 수 있다. 먼저 대변이 직장까지 내려와 그 속을 채워 장이 늘어나게 되면 이 신호가 뇌에 전달된다. 그러면 뇌는 다음과 같은 명령을 하달한다.

1. 골반저부(골반바닥)를 받치고 있으면서 직장 주변을 싸고 있는 골반저부 근육들이 느슨해져 직장에 대한 압박을 감소시켜라.
2. 평소에 대변이 함부로 안 나오도록 항문을 단단히 졸라매고 있는 두 개의 괄약근 중 내 의지와는 상관없이 움직이는 안쪽 괄약근(내항문괄약근)을 늘어나게 하여 대변을 내보낼 만반의 준비를 갖추라.

그러면 변을 봐야겠다는 생각이 들고 화장실에 들어가 바지 내리고 앉아 용을 쓰면 마지막 방어선인 바깥쪽 괄약근(외항문괄약근)이 열리면서 대변이 나오게 된다.

하지만 일이 이 지경까지 되어도 마지막까지 대변을 가두어 두려고 하는 치골직장근이란 구조물이 있다.

이것은 골반저부를 받치는 여러 가지 근육 중 하나로서 마치

걸개처럼 생겼다 하여 치골직장걸개라고도 불리는데 이 걸개는 치골 양 옆에 붙어 직장을 앞으로 잡아당겨 직장과 항문강 사이의 각도가 꺾여 대변이 잘 내려오지 못하게 하는 역할을 한다(다음 그림에서 화살표).

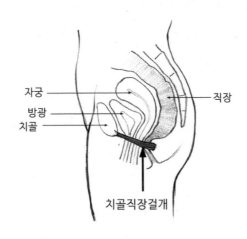

치골직장걸개

그런데 좌변기에 앉아서 무릎과 항문이 평행한 자세로 대변을 볼 경우 직장과 항문강 사이의 꺾인 각도가 크게 변하지 않는데 반해 바닥에 쪼그리고 앉는 스쿼트(squat) 자세로 변을 보면 항문이 아래로 내려가면서 골반저부가 밑으로 처지고 이 걸개도 따라 늘어져 직장과 항문 사이의 꺾인 정도가 줄어들게 되어 직장 속에 든 대변이 빠져나오기 쉽게 되는 것이다.

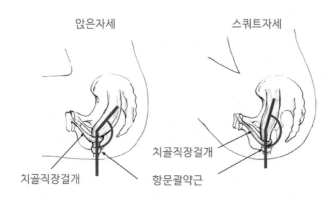

앉은자세        스쿼트자세

치골직장걸개

항문괄약근

치골직장걸개

배변자세에 따른 항문직장 각도의 차이

인류가 문명화되기 전 누가 가르쳐주지 않았는데도 자동적
으로 나온 배변방법, 즉 자연이 가르쳐준 가장 자연스런 방법이
대변을 가장 잘 보는 방법이라는 사실에 다시 한 번 경탄을 금
할 수 없다.

그러면 이 시대를 사는 우리는 어떻게 해야 할까? 모든 좌변
기를 들어내고 화장실 바닥을 파서 옛날로 돌아가? 그럴 순 없
다. 그렇다면 다른 방법이 있는가?

있다. 화장실 바닥에 발판을 놓고 그 위에 발을 올리고 상체
를 숙이면 된다.

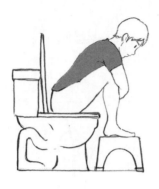

좌변기에서 발판을 이용한 스쿼트 배변자세

이렇게 하면 직장 – 항문 각도가 증가되는 효과에다 배를 눌러 변으로 찬 직장에 대한 압박효과까지 있어 변 보기가 보다 쉬워진다. 발판이 여의치 않을 경우에는 욕실용 세숫대야를 엎어 놓고 하고, 그것도 없으면 그냥 발꿈치를 최대한 들고 하고, 발꿈치 드는 것도 어려운 경우에는 아쉬운 대로 상체를 앞으로 깊숙이 숙이면 된다.

이때 한 가지 주의할 점은 상체를 많이 숙일 경우, 항문 위치가 조금 변하면서 미사일 발사각도와 추진력이 달라져 발사체가 물 찬 바닥에 떨어지지 않고 산허리를 강타하여 변기청소하는 사람 눈살을 찌푸리게 할 우려가 있으니 평소보다 조금 앞으로 당겨 앉아야 한다.

## 항문을 청결히

치질의 원인은 크게 두 가지로서 항문에 가해진 압력과 감염이다.

인체 중에서 가장 불결한 것을 들라 하면 항문이다. 항문은 세균덩어리라 해도 좋을 대변을 배출시키는 통로다 보니 감염에 취약할 수밖에 없다. 그러니 항상 항문을 깨끗이 해야 한다. 변을 보고 난 후는 말할 것 없고 항문주변 분비물로 인해 조금이라도 뒤가 찝찝하면 물로 씻고 완전히 말려야 한다. 이것만 잘 하더라도 치질예방의 50%는 달성한 것이다.

## 항문을 자극하지 마라

1990년, 인도네시아 초음파의학회 학술대회에서 Guest speaker(특강 초청연자) 자격으로 특강을 한 적이 있었다. 강의후 그들이 진단을 잘 내리지 못한 환자 대여섯 명에 대한 시연까지 마치고나자 한 자카르타 의대 교수가 찾아와서 자기 병원에서도 강의를 한 번 해달라고 간청하여 다음날 아침 그 병원에가서 강의를 하게 되었다. 그런데 전날 먹은 것이 잘못되었는지아침부터 속이 안 좋아 강의를 마치자마자 화장실로 직행했다.

화장실에 들어가 변기에 앉는 순간, 화장지가 보이지 않았다. 화장지만 없는 게 아니라 아예 화장지 걸개도 안 보였다. 놀라일어나 밖으로 나가 보았더니 커다란 물통이 하나 있고 그 위에 물 뜨는 쪽자가 하나 떠 있었다. 기겁을 하여 항문을 움켜잡고 부랴부랴 호텔로 돌아와 겨우 일을 치렀는데 이러한 사정은 2011년 발리의 공중화장실에서도 마찬가지였다.

나중에 알고 봤더니 그 나라에선 변을 보고난 후 물과 손으로 뒤처리를 한단다. 단 왼손으로만. 그래서 그런지 그 나라에는 치질환자가 극히 적단다.

지금 생각해보면 참으로 이상적인, 자연친화적 뒤처리 방법이다. 항문 위생에 물로 씻는 것만큼 좋은 것이 있을까? 그 예민한 항문에 자신의 손만큼 덜 자극적인 도구가 또 있을까?

치질환자에게 항문을 자극하는 행위는 금물이다. 대변 후 휴지로 세게 닦는 것도 좋지 않고 비데는 더욱 금물이다. 이유는 수압이 너무 세기 때문이다.

### 좌욕의 중요성

치질환자가 꼭 해야 할 것 하나만 고르라면 필자는 좌욕을 들 것이다. 좌욕(坐浴)이란 말 그대로 앉아서 하는 (항문)목욕으로서 영어로도 sitz bath라 하는데 이 순간만큼은 무엇과도 바꾸고 싶은 생각이 들지 않을 정도로 좋다. '더운 물에 항문 좀 담그고 앉아 있는 게 뭐가 그리 대단하다고 호들갑을 떨까?' 라는 생각을 하는 사람들의 의문을 해소하기 위해 좌욕이란 마술의 커튼을 들춰보자.

1. 항문을 따끈한 물에 담그면 항문주변의 혈액순환이 잘 되어 벌겋게 붉거져 성을 내고 있던 치핵의 부기도 줄어들고 그 내부에 생긴 혈전도 용해시키면서 통증이 완화된다.
2. 항문 괄약근을 이완시킴으로써 근육긴장에 의한 통증도 완화시킨다.
3. 그 결과 배변 시 밖으로 빠져나온 내치핵도 손으로 살살 달래가며 밀어 넣으면 통증 없이 순순히 잘 들어간다.
4. 항문 주위에 난 상처도 빨리 아물게 한다.

그러니 어찌 이 순간 기분이 좋지 않을 수 있으며 이만한 치료가 또 어디 있겠는가!

하는 방법은 간단하다. 대변을 보고난 후 세숫대야에 목욕탕의 열탕에 해당하는 40도 정도의 '따끈~한' 물을 떠놓고(뜨거우면 안 된다) 엉덩이를 담그고 5~10분간 앉아 있는다. 하는 횟수는 대개 아침에 대변 보고 나서 한 번, 퇴근해서 한 번 하면 되는데 상태가 안 좋을 시에는 통증이 있거나 심하게 가려울 때 한 번 더 하는 것이 좋다.

그런데 하루에 두세 번 욕실바닥에 10분 이상 쪼그리고 앉아 있는 것도 쉬운 일은 아니다. 남 보기도 좀 거시기 하고. 이에 필자가 개발한 방법을 소개할까 한다.

재래시장에서 좌변기 시트(seat) 홈 사이에 끼일 만한 작은 크기의 플라스틱 대야를 두어 개 구해 와서 좌변기에 걸쳐보고 딱 맞는 놈 하나를 고른다. 그런 다음, 그 통에 항문을 담갔을 때 넘치지 않을 정도의 따끈한 물을 채운 후 좌변기 홈에 걸쳐놓고서 그 위에 가만히 앉는다.

그러면 바닥에 쪼그리고 앉았을 때보다 훨씬 편할 뿐 아니라 항문에 힘이 안 들어가 10분이고 20분이고 느긋하게 앉아서 식은 물 갈아가며 즐길 수 있다.

하지만 이러한 필자의 눈물어린 노력을 비웃기라도 하듯 요즈음은 인터넷 쇼핑 사이트 검색창에서 '좌욕기'를 치면 변기에 걸치는 여러 종류의 말랑말랑한 좌욕대야가 나와 있다. 그중 건전지로 구동하는 무선 기포발생 좌욕기를 구입해 써보았더니 대야가 넓고 말랑해서 착석감은 좋은데 깊이가 얕아 물이 잘 넘쳐 욕실 바닥과 아랫도리를 적시는 단점이 있었다.

### 섬유질이 풍부한 식품을 많이 먹어라

치질에 걸리지 않으려면 무엇을 먹어야 할까?

우리나라는 예전부터 바닥에 앉아서 생활하는 좌식문화 때문에 안 그래도 치질발생 가능성이 많은 나라다. 여기에 식단마저 섬유질이 부족한 서양식 먹거리에 잠식당하면서 치질은 백내장 다음으로 수술건수가 많은 국민질환으로 자리매김하였다(2017년 통계).

육식 위주의, 가공식 위주의 서양 먹거리에는 섬유질이 절대적으로 부족하다. 이런 음식을 자주 먹으면 변비가 오기 쉽고, 변비가 오면 대변보기가 힘들어져 변기에 앉아 있는 시간이 길어지고, 용을 많이 쓰게 되고, 콘크리트 같이 딱딱한 변이 직장벽을 압박하게 되니 자연 혈관 내 압력이 올라가 멀쩡한 사람에게 치질을 유발하고, 치질 환자는 증세를 더욱 악화시킨다.

그러므로 치질예방과 재발 방지를 위해서 변비가 생기지 않도록 해야 하는데 그러기 위해서는 채소, 과일, 견과류 등 섬유질이 풍부한 식품을 많이 먹어야 한다. 그 중 대표적 식품 몇 가지를 소개하면 다음과 같다.

- 섬유질이 풍부한 식품: 귀리, 현미, 옥수수, 고구마, 당근, 양배추, 비트, 브로콜리, 딸기, 산딸기, 사과, 배, 바나나, 아보카도, 아몬드, 렌틸콩, 강낭콩, 완두콩, 퀴노아, 다크초콜릿

**피해야 할 것들**

- 술: 치과에서 이를 뽑거나 몸 어딘가에 염증이 있을 때 병원에서 절대 금하는 것이 술이다. 치질환자에게도 제일 안 좋은 것 하나 들라면 술이다. 왜 그럴까? 그 이유에 대해 살

펴보자. 치핵은 직장정맥이 늘어나고 충혈된 데다 염증이 생기고 나아가 출혈까지 일어나는 상태다. 이런 상태에서 스트레스 받는다고, 아픈 것 좀 잊겠다고 술을 많이 마시면 어떻게 될까?

1. 혈압이 올라간다. 혈압이 올라가면 혈관에 스트레스가 가해지고 그 중에서도 정맥에 더 많은 부담이 돌아간다. 치핵을 이루는 정맥은 다른 정맥보다 벽이 얇고 이미 비정상적으로 늘어나 있으면서 혈류가 정체된 상태인데 여기에 압력이 가해지면 치핵은 더욱 늘어나 불거지고 순환이 안 되어 그 속에 피 찌꺼기가 뭉친 혈전을 형성할 수도 있다.

2. 술은 혈관에서 염증물질을 더 만들어내어 염증을 악화시킨다.

3. 백혈구 중의 하나인 대식세포의 기능이 떨어져 인체면역력이 저하되고 대장 점막의 방어력이 약화되어 세균의 침입에 취약해진다.

4. 알코올은 이뇨작용이 있어 탈수를 야기해 대변을 딱딱하게 만들어 배변 시 더욱 힘들게 한다.

• 섬유질이 부족한 먹거리: 섬유소가 부족한 음식을 많이 먹으면 변비가 온다. 변비는 치질을 유발한다. 치질에 안 걸리

려면 변비를 유발하는 음식을 가능한 한 피해야 한다.

미국 NIDDK(National Institute of Diabetes and Digestive and Kidney Disorders, 미국 NIH 산하 당뇨·소화기·신장질환 관리국)에서 선정한 변비유발 식품 7가지를 유념하자.

1. 치즈
2. 칩(튀긴 감자 스낵)
3. 패스트푸드
4. 냉동식품 및 간편식을 포함한 미리 조리된 식품
5. 가공식품
6. 붉은 육고기
7. 아이스크림

● **스트레스와 피로**: 스트레스와 피로는 비단 치질뿐 아니라 만병의 근원 내지는 악화요인이 된다. 이 중 스트레스가 치질에 안 좋은 이유는 소화기계와 괄약근에 영향을 미치기 때문이다. 사람이 스트레스를 받으면 대부분 장운동에 영향을 주어 설사나 변비가 오게 되고 이는 장과 항문괄약근의 긴장도를 높여 치핵을 더욱 성나게 만든다.

# 항문 훈련법 (변실금 예방 및 재발방지법)

필자가 근무하고 있는 병원이 대장항문 전문병원이다 보니 변실금으로 고통받는 환자들을 매일 보게 된다. 변실금(便失禁)이란 때와 장소를 가리지 못하고 자신의 의지와 노력에 상관없이 아무데서나 방귀를 '뿡뿡' 뀌어대거나 대변을 참지 못하여 옷이나 침구에 변을 지리게 되는, 참으로 고통스런 질병이다.

이 병은 항문을 조이고 있는 괄약근 두 개 중 자신의 의지대로 조였다 풀었다 할 수 있는 외괄약근에 손상을 입었거나, 늘어나 헐거워졌거나, 힘이 없어 제대로 조이지를 못해 나타나는 결과로서 원인은 아주 다양하나 그 중 가장 많은 것은 치질 같은 항문주위 병을 방치하거나 그것을 치료하려고 항문수술을 받다가, 혹은 출산 시 난산으로 회음부절개술을 받다가 항문괄약근을 건드려 그 부작용으로 생기는 것이다. 하지만 이런 원인이 아니더라도 나이가 65세 이상 넘어가면 슬슬 항문에 힘이 빠지면서 이런 불유쾌한 병을 경험하게 되는 것이다.

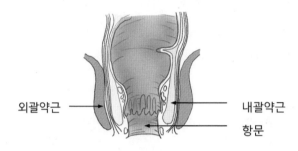

**항문을 양 옆에서 잘라 보았을 때**

외괄약근 → ← 내괄약근
항문

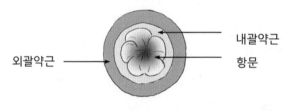

**항문을 밑에서 위로 보았을 때**

내괄약근
외괄약근 ─── 항문

항문과 항문괄약근의 구조

치료는 원인에 따라 달라야 하지만 한 가지 공통점은 수술을 받든 안 받든, 치료 후 재발 여부는 자신에게 달렸다는 것이다. 방법은 단 하나, 팔다리 근육 강화 운동하듯 항문강화 운동을 하면 된다. 나이 들면 예방을 위해서라도 남녀 모두 해야 한다.

그런데 정작 "그 운동 어떻게 하나요?" 하고 물으면 참 대답하기가 힘들었다. 왜냐하면 우리나라의 경우 기관마다 제시하는 방법이 제각각 중구난방이라 딱히 정해진 프로토콜이 없고 필자 역시 틈만 나면 항문을 조였다 풀었다 하라는 말만 해왔다.

그러던 차 이 책을 쓰게 되면서 가장 이상적인 방법이 무얼까 하고 여러 가지 자료를 뒤지다가 눈이 번쩍 뜨인, 가장 자세하고 합리적이다 싶은 자료 하나를 발견하여 그 내용을 요약하고 필자의 의견을 덧붙여 소개하고자 한다. (자료: 영국 버밍엄에 있는 퀸엘리자베스 대학병원 장기능이상 치료센터, Functional Bowel Disease Service, Queen Elizabeth Hospital Birmingham)

## 항문괄약근 강화법

### 1. 운동방법

1) 두 무릎을 골반 넓이만큼 약간 벌리고 편안히 앉는다.

2) 먼저 온 정신을 집중하고 머릿속으로 막 방귀가 나오려는 것을 참는다는 상황을 설정하고 자신의 항문이 엘리베이터라 상상한다.

3) 할 수 있는 만큼 강하게 항문을 조이면서 항문주위 피부가 의자로부터 떨어지는 느낌이 들도록 말아 올리는데 머릿속으로 엘리베이터가 4층까지 올라가는 상상을 하면서 4층에서 멈추었을 때 힘을 최대한 준 채 5초 동안 유지한 후 약 4초에 걸쳐 힘을 빼면서 천천히 내려온다. 이러한 동작을 다

섯 번 반복한다.

4) 다음으로, 조이는 힘을 반으로 낮추어 2층까지만 올라가 멈추고 참을 수 있는 만큼 길게 참았다가 10초간에 걸쳐 서서히 푸는 동작을 두 번 한다.

5) 마지막으로, 최대한 급하게 조였다 풀었다를 다섯 번 반복한다.


이것이 한 세트인데 하루에 다섯 세트를 권장한다.

간단히 정리하면 이렇다.

### (5-2-5) x 5 룰

**5번 강하게, 2번 길게, 5번 빨리, 하루에 5번**

처음엔 항문괄약근 강화운동 하나 하는데 뭘 그리 유난법떡을 떠는가 싶었는데 아래와 같은 그들의 주장을 읽어보니 하나하나가 다 의미가 있는 일이라 역시 연구를 많이 한 전문가 그룹이 뭔가 달라도 다르구나 하는 생각이 들었다.

**강하게** 조이는 것은 괄약근의 **힘(power)**을 강화시키고,

**길게** 조이는 것은 **지구력(endurance)**을 증대시키고,

**빨리** 하는 것은 **순발력(response)**을 향상시킬 목적이다.


2. 할 때의 자세는?

앉아서 서서 누워서 아무데서나 편한 대로 무시로 하면 된다.

### 3. 항문을 조일 때 숨을 참아야 하나 쉬어야 하나?

이 부분도 제각각으로서 한마디로 이렇다 저렇다 자신 있게 말하기는 어렵다. 다른 운동의 경우 저자가 체험한 체육관 PT, 요가, 필라테스에서 가르치는 호흡법이 다 다르고 같은 운동법이라 할지라도 상황에 따라, 훈련생의 수준에 따라 조금씩 다르기 때문이다. 아무튼 필자는 필라테스 시 근육에 힘을 줄 때 숨을 내쉬고 힘을 풀 때 들이마시는 방법을 취한다. 지금 소개하고 있는 퀸엘리자베스 병원에서도 항문을 조일 때 숨을 참지 말라고 경고하니 필자의 조언을 따르는 것이 좋겠다.

### 4. 주의할 점
- 항문에 힘을 줄 때 엉덩이나 배에 함께 힘주지 말 것
- 다리를 모으지 말 것
- 숨을 참지 말 것
- 누워서 할 경우 어깨, 이마, 발가락을 들지 말 것

이렇게 하는 이유는 항문에 힘을 줄 때 그 힘을 다른 곳으로 분산시키는 것을 막기 위해서다.

### 5. 도대체 '5초'가 얼마나 될까?

항문 조이면서 스톱워치 놓고 할 수도 없고 어느 정도 조여야 5초가 될까?

필자의 경험으로는 특정부위 근육에 힘을 잔뜩 준 상태에서 견디는 5초란 시간은 되게 길게 느껴진다. 그래서 속으로 하나 둘 세어갈 때 이거 너무하다 싶을 정도로 천천히 "하 나 아아 아아~, 두 울~~~~~, 세 엣~~~~~~ 네 엣~~~~~ 다 서엇 ~~~~~"하면 대충 맞아떨어진다.

## 6. 무리하지 마라

무슨 일이든 처음 시작할 때는 무리하면 안 된다. 처음에 5초가 참기 힘들면 3초부터, 다섯 번 하기 힘들면 세 번부터 시작하면서 서서히 시간과 횟수를 늘려나가야 한다. 그리고 운동을 마쳤을 때 항문이 피로하다는 느낌이 오지 않을 정도로 해야 한다.

## 7. 부수적 효과

외항문괄약근은 회음부 근육들과 연결되어 있어 남성은 페니스 발기에 관계하는 근육에, 여성은 질을 수축시키는 근육과 연관되어 있다. 하여 항문괄약근 조이는 운동을 열심히 하면 남성은 발기(勃起)가 잘 되고 발기 지속력과 사정(射精) 지연력이 증대되며 여성은 클리토리스의 흥분도가 증대되고 질의 수축력이 향상되어 부부 간 야간방중궁합이 좋아지니 이야말로 일석이조에 일타삼피의 효과라 아니할 수 없다.

2장

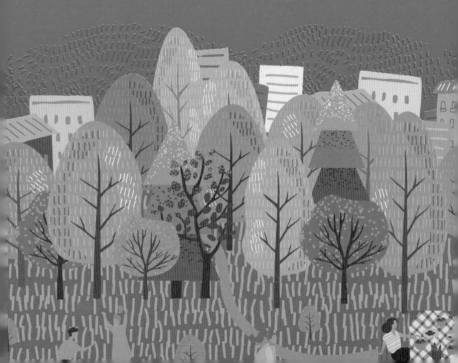

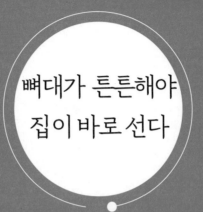

뼈대가 튼튼해야
집이 바로 선다

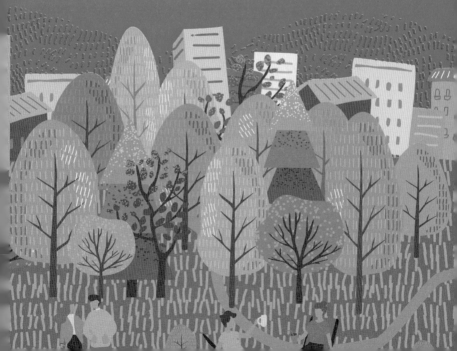

# 대들보를 튼튼히

인체의 중심은 몸통이다. 몸통은 횡격막에 의해 가슴통(흉강)과 배통(복강)으로 나뉘고 이 속에 대부분의 장기가 들어 있다. 이렇게 중요한 몸통을 지탱하는 대들보 역할을 하는 것이 척추이며, 척추를 바로 세우는 것이 코어근육이다. 사람은 중심을 바로 잡아야 한다. 인격이든 신체든 먼저 중심을 바로 잡아야 모든 면에서 균형 잡힌 건강한 삶을 영위할 수 있다.

이제, 그 중심 잡는 법을 살펴보자.


## 코어근육을 강화하라

영어로 'core'란 말은 '중심'을 나타내는 단어로 'core

muscles'은 '중심근육'을 뜻한다. 코어근육은 광의의 의미에서는 몸통근육 뿐 아니라 횡격막, 골반저부근, 엉덩이근육, 더 나아가 허벅지근육까지도 포함시키나 일반적으로는 배와 옆구리를 병풍처럼 두르고 있는 4개의 복근과

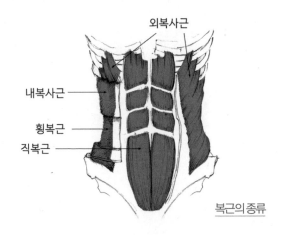

복근의종류

척추를 지지하는 3개의 척추기립근을 가리키는데

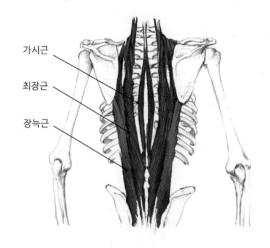

척추기립근 : 가시근, 최장근(제일긴근), 장늑근(엉덩갈비근)

이들은 앞과 옆, 그리고 뒤에 있는 근육들이 근초(筋鞘)와 근막(筋膜)에 의해 서로 연결되어 있다.

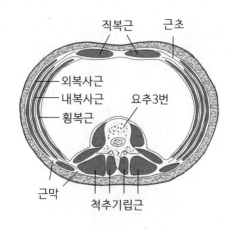

복부의 수평단면으로 본 복근과 척추기립근의 연결 관계

이러한 코어근육을 해상교량과 연관하여 생각해보자.

바다 위를 가로지르는 거대한 해상교량이 상판(上板) 위를 달리는 수많은 자동차의 무게를 견뎌내고 세찬 비바람이나 태풍에도 요동치지 않고 서 있는 것은 다리를 받치는 교각(橋脚)과 주탑(柱塔)만의 힘에 의한 것이 아니라 주탑과 주탑, 주탑과 상판 사이를 연결하는 많은 고장력(高張力) 케이블들이 있어 가능한 것이다.

여기서 교량의 각 부위를 신체에 비유하자면 교각은 두 다리에, 주탑은 척추에, 케이블은 코어근육에 해당한다.

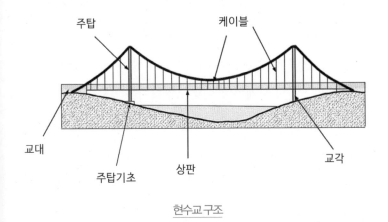

주탑

케이블

교대

주탑기초

상판

교각

현수교 구조

신체의 중심은 척추다. 하지만 척추는 홀로 서지 못한다. 척추를 바로 세우는 것은 척추기립근이고, 그 상태를 안정감 있게 유지해주는 것이 복근을 위시한 나머지 코어근육이다. 이러한 중심근육이 부실하면 신체의 밸런스가 깨진다.

허벅지만 튼실하다고 달리기를 잘할 수 있는 것은 아니다. 허리가 중심을 바로 잡지 못하면 양다리의 움직임에 균형이 맞지 않는다. 팔 힘만 좋다고 골프를 잘 치는 게 아니다. 양팔의 온 힘을 다해 크게 스윙을 할 때 사복근(斜腹筋)에 힘이 없으면 스윙을 제대로 할 수 없고 허벅지와 코어근육이 중심을 잡아주지 못하면 스윙 후 몸 전체가 휙 돌아가버릴 것이다.

코어근육이 부실한 사람은 앉아 있는 모습만 보아도 안다.

점심시간 식당에서 밥 먹고 있는 직원들을 죽 훑어보면 걱정

되는 사람들이 더러 눈에 띈다. 젊은 나이임에도 불구하고 노인처럼 등허리가 구부정한 채 먹고 있다. 왜 그럴까? 척추기립근에 힘이 없으니 허리를 곧추 세우지를 못한다. 자연 허리가 뒤로 빠지고 그 결과 상체가 앞으로 구부러지는 것이다.

이런 사람들은 대개 비만하고 배가 나온 사람들이다. 비만에 배까지 나오면 허리를 바로 세우고 앉아 있기가 힘들다. 그러니 자연 허리를 뒤로 빼고 편안히 앉는다. 배가 나오면 복근과 척추기립근 운동을 하는 것도 쉽지 않다. 운동을 안 하니 허리는 갈수록 부실해져 악순환을 반복한다.


필자의 주전공인 복부초음파검사를 하다 보면 복근운동을 하지 않아 복근이 허옇게 지방 변성을 일으킨 환자들이 너무 많다. 검사 시작하자마자

"○○씨, 평소에 복근운동 안 하지요?"

"아니, 그걸 어떻게? 이때까지 초음파검사 몇 번 받아봤어도 그런 말 한 번도 못 들어봤는데??"

"나처럼 초음파만 몇십 년 하다 보면 척 보면 알지요."

검사를 끝낸 후 환자를 초음파 화면 쪽으로 돌아앉게 하고 본인의 복부 단면 사진을 보여주면서 부위별로 하나하나 설명해 가다가 마지막으로 복근을 가리키면서 묻는다.

"여기 양쪽으로 나비날개처럼 하얗게 뻗어간 것 보이지요?"

"예."

"이게 뭘까?"

"… 복근입니까?"

"고럼! 원래는 이게 요기 보이는 간만큼 검게 보여야 하는데 하얗지요?"

"예."

"왜 그럴까?"

"글쎄요?"

"고깃집에 가서 원뿔이니 투뿔이니 하는 비싼 소고기 썰어놓은 것 보면 어떤 색깔입디까?"

"??? 아~~~ 마블링 말이지요?"

"그렇지! 원래 고기색은 붉은 법인데 그것이 왜 생겼을까?"

"???"

"소는 사람과 달리 네 발로 걷기 때문에 등심은 일을 많이 해서 질기고 색깔이 벌~게. 그런데 안심은 척추 안쪽에 붙어서 할 일이 별로 없어 고기맛이 연해요. 거기다 더 게으른 소는 근육 내 지방변성까지 일어나 맛까지 고소하니 사람들은 좋다고 비싼 돈 주고 사 먹는기라. 지금 ○○씨가 딱 그 꼴이라! 하도 운동을 안 해 가지고서리 복근에 이렇게 허옇게 기름기가 잔뜩 낀 게, 이 정도면 투뿔이 아니라 트리뿔은 되것다. 딱 80대 할매 뱃가죽이네. 소고기야 비싼 값에 팔어먹기라도 하겠지만 사람

뱃가죽 이거 어데다 써먹겠노? 내 장담하지. 나중에 나이 들면 허리디스크 100% 온다."

말이 이 정도 나가면 '헐!!!' 하는 표정으로 놀라는 남자, 부끄러워 고개숙이는 여자 등등 반응이 다양하다. 필자가 이렇게 심하게 말하는 것은 일종의 쇼크요법이다. 그래야 무언가 달라져야겠다고 결심하는 사람이 생기기 때문이다.

이제, 힘을 북돋울 차례.

"자~~ 아직 나이가 있으니 너무 걱정할 필요 없어요. 지금부터라도 열심히 코어근육 운동하면 척추가 바로 서고 골반이 바로 서고 모든 장기가 바로 자리잡고 나중에 디스크도 안 걸리고 늙어 탈장도 안 걸리고 건강하게 살 거야요."

"그 운동 우짜면 됩니꺼?"

"지금 그 방법까지 설명할 시간은 없으니 한두 달 후에 내 책 나오면 사보셔. 거기 자세히 써 놓았으니." 하며 명함 한 장을 건넨다.


## 코어근육 훈련법

### 1. 직복근 운동

1) 아침에 일어나면 방바닥이나 마루바닥, 혹은 매트 위에

똑바로 누워 무릎을 세운 후 무릎을 골반 넓이만큼 벌리고 양손을 엉덩이 옆에 놓는다.

2) 숨을 들이마신 후 양손을 깍지 끼고 뒷머리를 받친 후 엉덩이를 바닥에 붙인 채 상체를 바닥에서 떨어질 정도로만 약간 들어 올린 후 숨을 얕게 내쉬면서 1초간 배에 힘을 주고 버틴다.

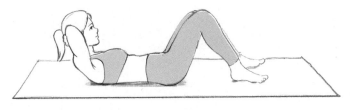

직복근운동

3) 그런 후 숨을 들이마시면서 상체를 천천히 내린다.

4) 이 동작을 10번 반복한다.


이때 주의할 점은 상체를 들어 올릴 때 아랫배 힘으로 올라와야지 목과 어깨 힘으로 올라오면 안 된다. 머리를 받치는 이유는 목에 비해 머리가 크고 무겁기 때문에 그냥 들 경우 목과 어깨에 힘이 들어갈 수 있기 때문이다. 그러므로 머리를 힘껏 끌어당겨서는 안 된다. 또한 무릎을 자력으로 세울 수 없는 사람은 양 다리를 바닥에 붙이고 하면 된다.

## 2. 좌측 사복근 운동

1) 오른쪽 어깨와 팔은 바닥에 붙인 채 오른쪽 다리를 들고 왼쪽 어깨를 오른쪽으로 살짝 든다.

2) 이때 호흡과 시간과 횟수는 위와 동일하다.

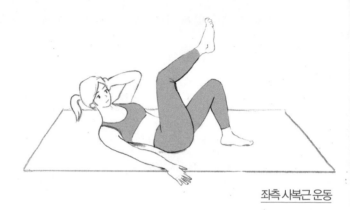

좌측 사복근 운동

## 3. 우측 사복근 운동

1) 이번에는 왼쪽 어깨와 팔은 바닥에 붙인 채 왼쪽 다리를 들고 오른쪽 어깨를 왼쪽으로 살짝 든다.

2) 이때 호흡과 시간과 횟수는 위와 동일하다.

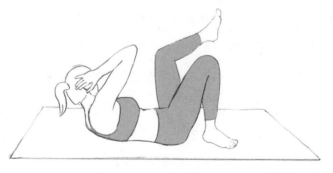

우측 사복근 운동

## 4. 척추기립근 운동

1) 복근운동이 끝나고 나면 엎드려서 상체를 들어 올린다.
이때도 목이 너무 올라오지 않도록 주의한다.

2) 호흡과 시간과 횟수는 위와 동일하다.

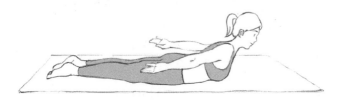

척추기립근운동

## 5. 척추기립근, 허벅지 및 둔부 운동

1) 엎드려서 배를 바닥에 붙이고 양팔, 상체 및 다리를 동시
에 들어 올린다.

2) 호흡과 시간과 횟수는 위와 동일하다.

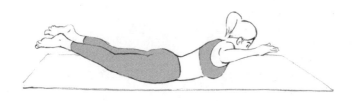

척추기립근 복합운동

### 6. 위의 운동을 3세트 반복한다

어떤 운동이든 처음부터 무리하지는 말아야 한다.

처음에는 자신의 상태에 맞게 한 동작 당 다섯 번 정도로 해서 두 세트만 하자. 그런 후 점점 익숙해지면 횟수와 세트 수를 늘려나가자. 바쁠 땐 두 가지 동작이라도 하자.

### 7. 바닥에서 할 수 없는 상황이라면?

침대 생활하는 사람으로서 "아이고 마~ 귀찮다. 뭐 간단하게 할 방법 없나?" 하는 사람에게는

#### 1) 스트레칭

먼저 침대 가장자리에 몸을 걸치고 누워 양팔을 벌리고 상체를 아래로 떨어뜨려 1분 정도 스트레칭부터 한다. 평소에 목과 어깨에 통증이 있는 사람에게는 아주 효과가 좋으므로 코어근육 운동과 상관없이, 한 번 할 때 5~10분간, 하루 두 번 정도 하는 것이 좋다.

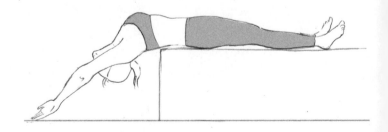

## 2) 직복근 운동

바닥에 누워서 할 때 기술한 요령으로 배에 힘을 주고 상체
와 팔을 들어 올려 하체와 수평이 되도록 한 후 1초간 버티기
를 10번 반복한다.

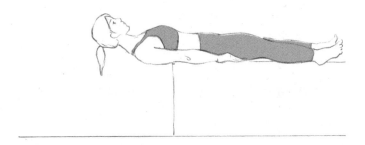

## 3) 척추기립근 운동

직복근 운동이 끝나면 돌아누워 엎드려서 상체를 아래로 늘
어뜨린 후 상체와 팔을 하체와 같은 높이로 들어올리는데 시
간과 횟수는 위와 동일하다.

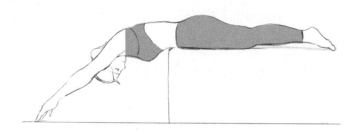

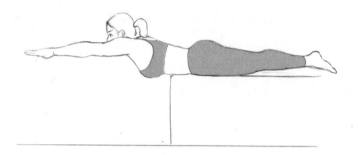

4) 사복근 운동의 경우 초심자는 자칫 균형을 잃고 침대에서 미끄러져 떨어질 수 있으므로 복근에 충분히 힘이 붙은 후 하는 것이 좋겠다.

## 8. 의자에 앉아서 하는 방법

'직장에서 간단히 할 수 있는 방법 없을까?' 하는 사람은

1) 의자에 허리를 바로 세우고 앉아 오른쪽 허벅지를 10cm 쯤 들어 올리고 5초간 버틴다.

2) 왼쪽 허벅지를 10cm쯤 들어 올리고 5초간 버틴다.

3) 이렇게 번갈아가며 열 번씩 하고 난 후 잠시 쉬었다가 두 다리 함께 들기를 열 번 한다.

4) 호흡법과 세트 수는 위와 동일하다.

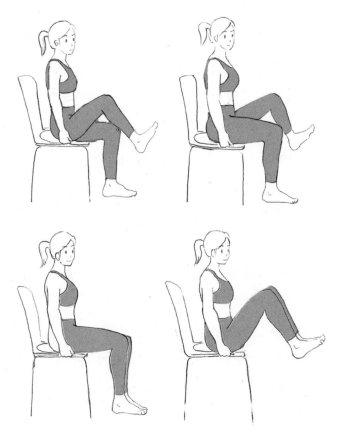

앉아서 하는 코어근육 운동

이 운동은 직복근이 주동근(主動筋)이고 그 외 허리를 곧추 세우는 척추기립근, 요추와 대퇴골을 연결하는 장요근, 그리고 허벅지를 들어올리는 허벅지 앞쪽의 대퇴직근의 강화에도 도움이 된다.

## 바로 앉고 바로 걸어라

사람들이 의자에 앉는 자세, 걸음을 걷는 모습을 보면 제각각이다. 자세가 인체에 어떤 영향을 미치는지 간략하게 살펴보자.

### 앉는 자세

1) 배를 앞으로 내밀고 등을 새우등처럼 구부리고 앉는 사람

이들 중 상당수는 복부비만 환자들이다. 코어근육에 힘이 없기 때문에 그리 앉는 것이다. 이들은 나중에 100% 허리디스크를 앓을 것이다.

2) 다리를 꼬고 비스듬히 앉는 사람

다리를 꼬고 앉으면 몸이 좌우 한쪽으로 기울어진다. 다리는 편할지라도 척추에 받는 하중이 한쪽으로 쏠리게 된다. 좌우 밸런스가 깨지면서 척추가 옆으로 굽는 척추만곡/척추측만 및 골반비대칭, 허리디스크의 원인이 될 수 있다.

3) 뒤에서 보면 고개가 11시 내지 1시 방향으로 삐딱하니 돌아간 사람

목의 크기에 비하면 머리는 부당하리만큼 크고 무겁다. 그런 머리를 하루 종일 이고 있는 것만 해도 보통 일이 아닌데 머리까지 삐딱하니 해서 앉아 있으면 쏠린 쪽 근육은 받치느라

긴장하고 반대쪽 근육은 더 안 넘어가게 당긴다고 긴장한다. 여기서 끝나지 않는다. 그 여파는 바로 어깨주변 근육에 미쳐 목과 어깨통증으로 연결되고 나아가 나이 들어 목디스크까지 올 위험성이 다분하다.

4) 허리를 곧게 세우고 가슴을 펴고 두 무릎을 가지런히 하고 앉는 사람

척추가 바로 서고 골반이 비틀어지지 않고 좌우대칭 균형이 잘 잡힌 이상적인 자세로서 위엄과 품위까지 더한다.


## 걷는 자세

1) 과거 일본여자들처럼 안짱걸음을 걷는 사람

양 무릎의 안쪽으로 무게가 쏠려 무릎관절에 불균형을 초래하여 골반과 척추가 틀어져 무릎통증, 허리통증과 함께 무릎, 골반, 척추의 퇴행성관절염 및 허리디스크의 원인이 될 수 있다.

2) 우리나라 옛 양반들처럼 팔자걸음을 걷는 사람

양 무릎의 바깥으로 무게가 쏠려 안짱걸음과 유사한 결과를 초래한다.

3) 호주머니에 손을 넣고 엉덩이를 뒤로 빼고 등허리를 앞으로 숙이고 어깨가 축 처져 목을 앞으로 뺀 채 걷는 사람

머리와 어깨가 몸의 중심선보다 앞으로 빠지면서 등이 새우 등처럼 굽는 척추후만증을 초래하고 구부정한 자세로 인해 척추를 바로 세우는 척추기립근과 능형근이 약해져 목 및 허리디스크를 유발할 수 있다.

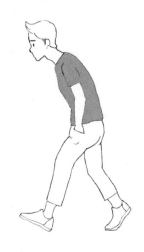

안좋은 걸음걸이의 전형적인 예

4) 허리를 똑바로 세우고 가슴을 열고 보무당당히 걷는 사람

자세가 곧고 바르니 다른 부위에도 좋은 영향을 끼칠 뿐 아니라 자신감 넘치고 신뢰가 가게 보인다.

이와 같이 우리가 무심코 앉는 자세, 걷는 걸음걸이 하나에도 우리의 건강이 좌우된다.

이제부터 의자에 앉을 때는 엉덩이를 의자 뒷자락에 바짝 붙이고 허리를 곧게 세우고 가슴을 펴고 정자세로 앉자. 장시간 동안 앉아서 작업할 때는 허리를 튼튼하게 받쳐줄 제대로 된 듀오백 의자에 앉아서 하자. 걸을 땐 허리를 똑바로 세우고 가슴을 열고 보무당당하게 걷자.

'세'가 발라야 신체가 발라진다. 신체가 발라야 좌우 밸런스가 맞는다. 좌우 균형이 잡혀야 각종 장기가 제자리를 잡고, 자리를 바로 잡아야 기능을 제대로 발휘할 수 있다.

# 사지를 유연하게

제1차 산업혁명 이후 인간사회는 급격한 변화를 가져와 그로부터 불과 250여 년이 지난 지금 이미 제4차 산업혁명시대로 진입하였다. 이러한 변화 과정이 인간의 체형에 어떤 영향을 미쳤는지 살펴보자.

## 4차 산업혁명시대 인간의 모습

컴퓨터와 디지털 정보화 시대로 대변되는 제3차 산업혁명 이후 우리는 컴퓨터 없이는 아무것도 할 수 없는 시대로 접어들어 수많은 사람들이 낮시간 동안에는 책상 앞에 앉아 컴퓨터화면을 들여다보는 것이 일상화되었다.

제4차 산업혁명 시작점에 있는 지금은 여기에다 하나 더하여 스마트폰이란 손바닥만 한 화면을 인종, 성별, 나이, 직업과 상관없이 시도 때도 없이 앉으나 서나 하루 3시간 이상 들여다보며 살고 있다.

그 결과 등이 굽고 양 어깨가 안으로 모이고 목은 앞으로 쭉 빠져서 자라목처럼 되어버렸다. 타 동물에서는 볼 수 없는 직립보행으로 발끝에서 머리끝까지 아래위가 일직선인 똑바른 자세로 만물의 영장에 등극한 인간이 까마득한 그 옛날 원시인이나 유인원의 모습으로 되돌아가버렸으니 참으로 아이러니한 현상이 아닐 수 없다.

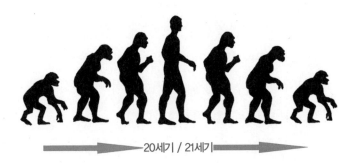

20세기 / 21세기

인류의 진화과정에 따른 자세 변화

## 허물어진 자세가 가져올 신체적 영향

인간의 이러한 자세는 우리 신체에 어떤 영향을 미칠까?

1. 등이 굽으면 허리가 곧지 않아 허리디스크, 퇴행성관절염이 빨리 올 수밖에 없다.

2. 가슴이 안으로 모이면 폐가 늘어날 공간이 줄어들고 심혈관도 압박을 받아 심폐질환을 유발 내지 악화시킬 것이고, 인체에 산소공급이 떨어지니 각종 장기에 악영향을 미치게 될 것이다.

3. 장시간 양 팔을 앞으로 들고 목을 빼고 있으면 목과 어깨 근육에 과부화가 걸려 근육이 굳어져 목과 어깨가 결리고, 아프고, 팔과 손이 저리는 현상이 나타날 것이다.

4. 일자목과 자라목은 병 중에 가장 참기 힘든 것 중 하나인 목디스크와 퇴행성관절염을 확실하게 가져다줄 것이고, 거기에다 주변근육까지 항상 긴장하고 굳어져 있으니 불난 데 부채질하는 꼴이라 백약이 무효하다.

## 스트레칭의 생활화

이러한 생활환경 변화로 인한 바람직하지 못한 신체자세 변화와 그에 따르는 악영향을 최소화하기 위해 어떻게 해야 할까?

먼저 풀어야 한다. 긴장한 근육을 그때그때, 그날그날 풀어주어야 한다. 수축으로 긴장한 부위는 이완시켜 풀고, 당김으로 긴장한 부위는 수축으로 풀어야 한다. 이를 위해 일주일에 두세 번 요가나 필라테스 센터에 다니기를 강력히 권하는데 요가는 '교정(矯正)요가'를, 필라테스는 물리치료사 출신 트레이너를 찾아가라.

이 두 운동의 장점은 긴장된 근육을 충분히 풀어주고, 눈에 드러나는 바깥근육보다 속근육 강화를 통해 신체의 밸런스 유지와 유연성을 향상시켜줄 뿐 아니라 특별한 기구 없이도 아무 데서나 혼자서 할 수 있다는 점이다.

매일 직장과 집에서 간단히 실천할 수 있는 스트레칭 방법 몇 가지를 소개한다.

### 의자 위에서 간단히 할 수 있는 스트레칭

1) 손바닥을 보며 손깍지 낀 후 깍지 낀 손을 반대로 뒤집어서 손바닥을 앞으로 쭉 뻗으며 머리는 아래로 등허리는 뒤로

민다. 그런 다음 고개를 들면서 손을 머리 위로 크게 뻗어 올렸다가 깍지를 풀고 몸 양 옆으로 툭 떨어뜨린다.

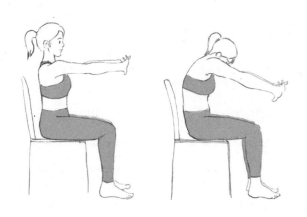

컴퓨터 자판을 두들기고 마우스를 조작하다 보면 손은 오그라들고, 손목은 뒤로 젖혀지고 손가락부터 어깨근육까지 수축성 긴장이 온다. 이때 양손을 깍지 끼고 밀어 젖히면 오그라들었던 손가락이 쭉 펴지고 손목 팔 어깨 등근육의 이완이 일어나면서 긴장을 완화시키는데 특히 승모근(trapezius)에 대한 스트레칭 효과가 크다.

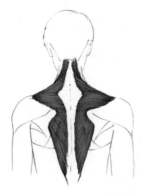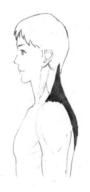

승모근

2),3) 이번에는 양팔을 'X'자 형태로 크로스하여 손깍지 끼고 손을 밑에서 위로 꽈배기처럼 꼬아서 앞으로 쭉 내미는데 한 번은 오른팔을 위로, 한 번은 왼팔을 위로 하여 같은 동작을 반복한다. 이럴 경우 손목이 펴지고 양팔근육이 늘어나는데 아래쪽에 위치한 팔근육은 뒤틀리면서 늘어나 스트레칭의 효과가 더 크다.

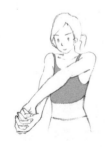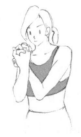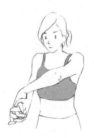

양팔 꽈배기 꼬아 내밀기

## 방바닥에서 간단히 할 수 있는 스트레칭

방바닥에 앉아 할 때는 위의 과정에 한 가지를 더할 수 있다.

4) 팔을 뒤로 돌려 손깍지 끼고 가슴을 쫙 펴고 손을 뒤로 뻗은 후 상체를 앞으로 숙이면서 깍지 낀 손을 최대한 위로 들어올린다.

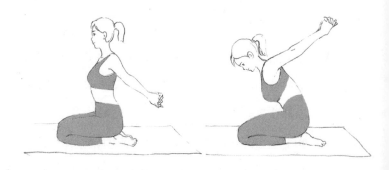

양팔 뒤로 돌려 스트레칭하기

이 동작은 특히 오그라든 가슴을 펴고 양 어깨근육을 풀어주는데 효과적이다.

5) 위의 동작들이 끝난 후 마무리는 양 손을 탈탈 털어서 굳어진 손목관절을 풀어주고 손가락 말초혈액순환을 촉진시킨다.

이렇게 간단한 동작들만으로도 매일 꾸준히 하면 위에서 언급한 소기의 목적 뿐 아니라 요즘 갈수록 늘어나는 '손목터널 증후군' 예방에도 많은 도움이 된다.


## 평소 습관의 반대로 하기


2013년 3월, 난생 처음으로 아내 손에 이끌려 요가원에 간 날 첫 수업시간에 원장은 다음과 같이 말했다.

"손깍지 껴보세요."

따라했다.

"오른쪽 엄지손가락이 어디에 위치합니까?"

오른손 엄지는 왼쪽 엄지 아래에 있었다. 함께한 아내와 친구도 마찬가지였다.

"이번에는 평소의 습관과 반대로 손깍지 껴보세요."

다들 한 번 만에 잘 되지 않았다.

참으로 신기했다. 누가 그렇게 하라고 가르쳐 주지도 않았는데, 한 번도 의식적으로 그리한 적 없는데, 자신도 모르는 사이 오른손잡이들은 오른쪽 엄지가 아래로 가도록 깍지를 껴온 것이다. 그리고 갑자기 반대로 하려니 그 간단한 일마저 쉽게 되지 않는 것이다.

우리가 일상생활을 하는 동안에는 항상 쓰는 근육만 쓴다. 이런 걸 두고 생활근육이라 한다. 생활근육을 사용할 때는 항상 일정한 방향으로만 쓴다. 그러다 보니 쓰는 근육은 피곤해지고 안 쓰는 근육은 약해진다. 한쪽 방향으로만 움직이면 반대쪽 방향으로의 움직임이 둔해지고 전반적인 몸의 균형이 어느 정도 깨지는 것이다. 그래서 습관의 반대로 움직이는 것이 필요하다. 그런 동작의 일종이 스트레칭이고, 체계적으로 훈련시키는 것이 요가요 필라테스다.

## 왼손에도 기회를 주자

10여 년 전 어느 날, 머리를 감는데 오른손이 머리 뒤로 잘 돌아가지 않았다. 목디스크가 온 것이다. 그뿐 아니었다. 뒤를 닦는데 오른손이 잘 돌아가지 않았고 손가락은 닦을 힘을 상실했다. 그때 느낀 그 황당함이란!

필자는 어려서부터 장애인이라 신체 왼쪽이 전부 제기능을 제대로 못하는 바 거의 모든 동작을 오른손과 오른다리가 담당해왔다. 그러다 보니 왼손과 왼발은 주인인 나한테까지도 천덕꾸러기 취급을 받아왔는데 오른손을 제대로 쓰지 못하게 되자 그때서야 그들 존재의 소중함을 깨닫게 되었고, 평소에 이들을 훈련시켜놓지 못한 점을 뼈저리게 후회하였다.

이런 때를 대비해서라도 가능한 한 왼손을 보다 많이 활용하

자. 세수를 할 때나 머리를 감을 때 의식적으로 왼손에 일을 더 맡겨보자. 청소기를 밀 때 왼손으로 밀고, 설거지를 할 때 오른 손으로 잡고 왼손으로 씻어보자. 장시간 서있을 때 오른쪽 다리 와 왼쪽다리에 번갈아가며 힘을 분배하자. 걸을 때나 계단을 오를 때 왼발을 먼저 내디뎌보자. 양치질도 왼손으로 하고, 뒤처리도 왼손으로 해보자.

재앙은 누구에게나 예고 없이 다가온다.


## 물구나무서기

'평소 습관 반대로 하기'의 일환으로 '물구나무서기'와 '뒤로 걷기'가 있다.

인간의 정상적인 체위는 앉거나 서는 것이다. 물구나무서기 는 평소의 습관을 가장 극적으로 거꾸로 하는 것이다. 이렇게 하면 어떤 효과가 있을까?


1) 하루 종일 앉아 있으면 상체의 하중이 허리와 엉덩이에 집중된다. 물구나무서기는 이런 하중을 없애주어 허리디스크, 좌골신경통 등에 좋다.

2) 심장에서 혈액을 뿜어낼 때 제일 도달하기 힘든 곳이 어딜까? 제일 높이 위치한 머리다. 이것의 위치를 거꾸로 해줌으로써 뇌에 혈액공급을 좋게 한다.

3) 피가 심장으로 되돌아오기 제일 힘든 부위는 어딜까? 발과 다리다. 가장 밑에 가장 멀리 있기 때문이다. 이런 다리를 들어주면 정맥혈이 되돌아가기 수월하다. 발이 잘 붓거나 하지정맥류가 있는 환자는 물구나무서기까지는 아니더라도 앉아서 TV를 볼 때나 밤에 잠 잘 때 다리의 높이를 엉덩이보다 위로 가도록 하는 것이 좋다.

4) 태풍이 끼치는 좋은 영향 중 하나는 바다 속을 확 뒤집어서 정체된 심해(深海) 바닥을 정화시키는 효과가 있듯이 인체 내 모든 혈관과 심장의 위치를 거꾸로 돌림으로써 혈액 및 혈관 정화에 효과가 있을 것이다.


필자처럼 물구나무서기를 할 수 없는 사람은 침대에 누워 양팔과 상체를 침대 아래로 축 늘어뜨리고 있으면 비슷한 효과를 볼 수 있다.


## 뒤로 걷기

가재나 게 같은 몇 가지 특수한 경우를 제외하고는 모든 동물과 사람은 앞을 보고 걷고 달린다. 그것은 아마도 눈을 포함한 대부분의 감각기관이 앞을 향하고 있기 때문일 게다. 그러다 보니 앞을 향한 신경과 근육은 잘 발달되어 있는 반면 뒤쪽은 상대적으로 무디고 약해질 수밖에 없다. 이렇게 길든 습관과 반대로 뒤로 걸으면 어떤 효과가 있을까?

## 〈직접적 효과〉

• 평소 잘 쓰지 않던 다리근육과 인대의 강화

뇌졸중 등으로 편측마비, 보행 장애가 있는 환자들의 재활에 뒤로 걷기 방법을 쓰면 균형감각 및 보행능력 향상에 도움이 된다.

• 허리관절과 무릎에 대한 충격 완화

뒤로 걸으면 발뒤꿈치보다 발의 앞쪽이 먼저 땅에 닿기 때문에 허리관절과 무릎에 대한 충격이 완화되어 퇴행성관절염, 허리 및 무릎통증 완화에 도움이 된다.

• 남성 발기부전증 개선

발기(勃起)란 신체적 혹은 정신적 자극에 의해 성적 흥분상태가 되면 음경해면체로 가는 동맥이 확장되면서 혈류가 급격히 증가하여 스펀지 같은 해면체 내에 피가 가득차서 성기가 커지고 딱딱하게 된 상태를 말하는데 어떠한 원인에 의해 이 성기의 확장이나 경도(硬度)가 신통찮든지 그 지속시간이 충분하지 않은 상태를 발기부전증이라 한다.

이러한 발기 장애의 원인 중 혈관성 원인은 동맥경화 등에 의해 혈관이 좁아지거나 막혀서 동맥혈이 잘 들어가지 못해 발기 자체가 잘 안 되는 동맥성과, 동맥혈은 정상이나 정맥

163

의 이상으로 오는 정맥성이 있다.

정맥성 발기부전은 동맥을 통한 혈액 유입에는 이상이 없어 음경해면체를 한껏 부풀리는 것까진 잘 하는데 들어온 혈액이 성(性)스러운 임무수행완료 시점까지 못 빠져 나가도록 장시간 졸라매고 있어야 할 정맥이 새는 바람에 고무풍선 바람 새듯 쉭~~ 혈액이 빠져나가 한창 절정을 향해 숨찬 달음박질을 하던 여성을 완전 김새게 만들고 남자의 자존심을 처참하게 무너뜨리는 고약한 병이다.

이러한 정맥성 발기부전 증세를 개선시키는 데는 음경(penis)과 그 주변에 있는 골반저부근육들을 강화시켜 음경정맥을 압박하여 발기 시 혈액이 빠져나가는 것을 지연시키는 방법이 좋은데 그 대표적 운동법으로는 요실금 치료에 쓰이는 케겔운동(Kegel exercises)과 그와 거의 유사한 (앞서 설명한) 항문괄약근 강화법이 있다.

뒤로 걷기의 경우, 뒤로 걷거나 뛰면 엉덩이 근육과 허벅지 안쪽 근육을 많이 사용하게 되고 항문을 조여 골반저부근육 강화의 효과가 있어 이 또한 조루증 개선에 도움이 된다.

• 신체 공조능력의 증대

젓가락질 하나 하는 것도 여러 가지 근육과 인대와 관절과 신경이 섬세한 협동 작업을 통해 서로 완벽하게 조화를 이룰 때 가능한데 이러한 협업 과정을 신체의 공조, 즉

coordination이라 하고 이 능력의 증진에 뒤로 걷기가 도움이 된다.

### 〈생소한 행위에 의한 이차적 효과〉

뒤로 걷는다는, 태어나서 한 번도 해본 적이 없는 너무나 익숙하지 않는 일을 한다. 더군다나 눈에 보이지 않는 곳으로 아무런 안테나도 없이 걸어간다면 인체에 어떤 반응이 나타날까?

온몸의 감각기관이 곤두설 것이고 평소에는 의식하지도 못하던 제6감까지 동원될 것이다. 그런 상태로 한 걸음 한 걸음 걷거나 뛰면 같은 시간 동안 앞으로 걷고 뛰는 것보다 더 많은 에너지가 들 것이고 심장은 더 활발히 뛸 것이다. 그 결과,

- 감각을 예민하게 하고 정신을 맑게 하며
- 신진대사를 원활하게 하고
- 칼로리 소비를 증가시키며
- 운동의 강도와 효율을 증대시키고
- 심장을 튼튼하게 한다.

# 3장

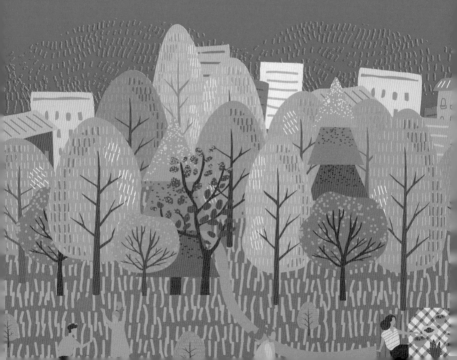

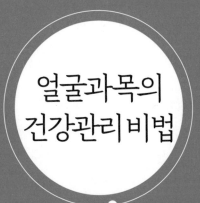

# 얼굴과목의
# 건강관리비법

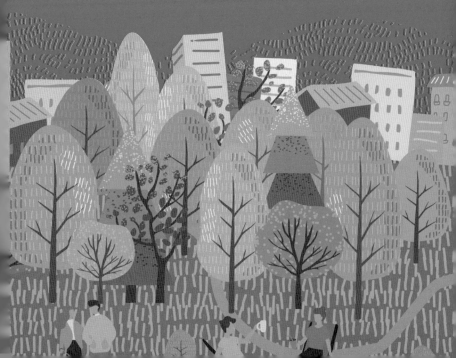

# 화장은 소박하게

　세상 어디를 다녀봐도 우리나라 사람들만큼 진하게 화장을 하고 다니는 나라가 없다.

　소위 선진국이란 나라에 가서 길거리, 호텔, 백화점, 학회장 등을 다니다 보면 립스틱 가볍게 바른 것 외에 눈에 드러날 정도로 화장한 사람 찾아보기란 참 쉽지 않다. 더군다나 병원 간호사들이 우리처럼 진한 색조화장을 하고 환자를 돌보는 나라는 이제껏 본 적이 없다.

　그 덕분에 뭐든지 최고를 지향하는 자랑스런 대한민국은 다음과 같은 분야에서도 당당히 1위를 하고 있다.

　색조화장품 소비 세계 1위

　소득 대비 화장품 사용량 세계 1위　　－2014, 유승희 국회의원 자료

이러한 통계자료는 숫자로 뿐만 아니라 요즘 중고등학생들의 하얀 얼굴과 붉은 립스틱을 보고 있노라면 금세 피부에 와 닿는다. 어린 나이에는 아무것도 안 발라도 피부 자체가 빛을 발하는 법이다. 그 나이대가 아니면 영영 발할 수 없는 건강한 젊음의 빛 말이다.

이런 측면은 차치하고라도, 본론으로 들어가서 건강적 측면을 생각해보자.

인체 내 세포가 살아가기 위해서는 산소가 필요하다. 그래서 혈액은 1분 1초도 쉬지 않고 동맥혈을 통해 산소를 공급하고 정맥혈을 통해 노폐물인 탄산가스를 수거해간다. 이 탄산가스는 공기로부터 공급되는 산소와 교환해야 하는데 이러한 작업이 이루어지는 장소가 바로 폐와 피부다.

따라서 피부는 숨구멍 역할을 하는 장기다. 또한 피부는 햇볕으로부터 비타민 D를 만들어내어 뼈에서 칼슘을 흡수할 수 있게 한다.

피부로부터 일어나는 산소교환은 폐의 1% 정도밖에 안 되지만 피부에게는 없어서는 안 될 중요한 기능이다.

심장으로부터 내뿜는 혈류의 입장에서 보면 피부는 제일 말단부위에 해당하기 때문에 혈액이 도달하기 가장 힘든 곳인 셈이다. 그러니 피부호흡을 통해 공기로부터 피부에 직접 공급되는 산소는 피부의 혈액순환을 돕고 탄력을 유지하는데 지대한 역할을 한다.

그 증거로 피부에 상처가 있어 반창고나 밴드를 장시간 붙여 두었다 떼내 보면 그 부위의 피부색이 변하고 탄력이 떨어져 있는 것을 누구나 경험해보았을 것이다.

그런데 인간이 옷을 입기 시작하면서 이런 피부를 거의 가리고 살고 있다. 공기와 햇볕에 바로 노출되는 부위는 손과 얼굴뿐이다.

이런 얼굴을, 그것도 여자들이 그렇게 받들어 모시는 이 중요한 얼굴을 화장품으로 숨구멍 막고 햇볕까지 차단시키면 '너 죽어라! 죽어라!' 하고 주문을 외우는 것과 다를 바 없다.

화장품은 (천연화장품이 아닌 다음에는) 말 그대로 화학약품 덩어리다. 합성착색제, 인공향료, 계면활성제, 방부제, 각종 호르몬제, 메탄올과 에탄올, 황산염… 수도 없이 많다. 식품첨가물로는 들어갈 수 없는 성분도 화장품 성분에는 버젓이 표시된다. 이런 것을 10대 때부터 시작해서 50년 정도 매일 바르면 나중에 어떻게 될까?

피부는 소중한 것이다. 아무리 미인이라도 피부가 안 좋으면 말짱 황이다. 그래서 피부미인이란 말도 생겨났다. 이 소중한 피부를 잘 가꾸어야 하지 않겠는가? 그러기 위해서 화장이라는 피부 죽이는 기술을 배울 게 아니라 피부를 살리는 일에 공을 들여야 할 것이다.

- 평소에 물을 충분히 마셔 피부에 수분을 충분히 공급하자.
- 피부가 마르기 쉬운 현대문명의 환경을 고려하여 수분보습제와 유분보습제를 매일 발라주자.
- 건강한 먹거리로 피부에 필요한 영양을 잘 공급해주고 가능한 한 팔다리까지 내놓고 햇볕을 자주 쬐자.
- 장시간 햇볕 아래에 있을 때는 너무 강한 햇살은 피하고 차양이 긴 모자에 선글라스를 끼고 선크림으로 자외선을 차단하자.
- 얼굴 마사지를 통해 기와 혈의 순환을 좋게 하자.

# 세수는 고양이처럼

　나는 부드러운 피부를 가졌다. 달리 말하면 약한 피부다. 그리고 예민하다.

　고등학교 1학년 여름, 집에 돌아오는 길에 소나기를 만났다. 10분 정도 비를 맞았나? 집에 오니 하복 반팔 밑으로 드러난 손과 팔이 다 부어 있었다.

　학교를 졸업하고 대학병원에서 근무할 때에도 한 번씩 피부 트러블이 일어났다. 그때마다 근무하던 병원 피부과에 들렀지만 증세에 따른 임시 처방뿐 뭐 하나 속 시원히 해결을 하지 못했었다.

　안 되겠다 싶어 친구에게 상담을 했다. 같은 병원에서 10년 이상 근무하다 개업한 지 좀 된 대학동기였다. 오랜만에 만나 함께 저녁식사를 하며 그 친구는 다음과 같은 처방을 내려주었다.

- 샤워할 때 너무 뜨겁거나 찬물로 하지 말고 물도 세게 틀지 말 것
- 세수할 때 미지근한 물로 하되 손으로 박박 문지르지 말고 고양이 세수하듯 물을 살살 끼얹기만 할 것
- 수건으로 닦을 때도 문지르지 말고 수건으로 얼굴을 감싸고 살짝 눌러 닦을 것
- 세수 후 스킨이나 로션을 바를 때 손으로 문지르지 말고 토닥토닥 두드려만 줄 것
- 찬바람에 얼굴을 바로 노출시키지 말 것

젊어서부터 내가 즐기는 것 중 하나가 뜨거운 물 세게 틀어놓고 샤워하는 것이었다. 그래야 샤워한 것 같았고 하고 나면 피로가 확 풀리는 것 같았다. 세수할 때는 "푸~ 푸~" 소리 내면서 깨끗이 씻었고 그래야 세수를 한 것 같았다. 그런데 이런 것 다 하지 말라니! 무슨 맛으로 샤워하고 무슨 맛으로 세수하나 싶었다.

하지만 답답한 놈이 우물파야지 뾰족한 방법이 없었다. 의사 시키는 대로 했다. 처음에는 고통이었다. 샤워를 해도 한 것 같지 않았고 세수를 해도 한 것 같지 않았다.

하지만 그것도 버릇이 되니 별 문제가 되지 않았고 어느 정도 효과도 확실히 있었다.

그가 내린 처방의 원리가 무얼까 생각해보니 전부 피부에 자극 주지 말라는 얘기였다. 특히 과민성 피부에 자극은 절대 금물이고 건강한 피부라도 나이가 들어갈수록 되도록 자극은 피하는 것이 좋다는 이 간단한 사실을 왜 몰랐을까? 이런 팁을 가르쳐준 그에게 감사했다.

제대로 된 의사라면 약 처방하기에 앞서 이런 생활 속의 건강법을 가르쳐야 하는데 우리나라 의료보험 체제하에서는 대학병원이나 유명 종합병원 의사들의 경우 환자들에게 그런 것 설명해주고 앉아 있을 시간적 여유가 주어지지 않는다는 사실이 안타까울 따름이다.

# 얼굴에 손대지 마라

TV에 나오는 방송인, 연예인들의 얼굴은 언제 봐도 매끈하니 나이를 안 먹는다. 젊으나 늙으나 얼굴에 이마에 주름살 하나 없다. 한 CF 광고를 보니 30대, 50대, 60대 배우가 나란히 서서 상품을 소개하는데 세 사람 다 얼굴이 팽팽하다. 도무지 나이를 가늠할 수가 없다.

겉으로 드러난 인체의 부분 중에 가장 중요하게 생각하는 곳 하나를 들라 하면 거의 모든 사람이 얼굴이라 대답할 것이다.

그도 그럴 것이 얼굴은 인체의 안테나 역할을 하는 모든 감각기관이 총집결해 있는 집합체일 뿐 아니라 한 인간을 파악하는 데 있어서 그만큼 많은 정보를 담고 있는 중요한 장기도 없기 때문이다.

사람들은 얼굴을 보고 잘났다 못났다 차별하고, 감정 빈부 학식 품격 등을 판단하고, 지나온 세월과 건강상태를 짐작하고, 나아가 운명까지 점치려 하니 이 어찌 소홀히 할 수 있겠는가? 이 어찌 가꾸지 않을 수 있겠는가?

인간은 누구나 아름다워지고 싶고 젊음을 유지하고 싶은 욕구를 가지고 있다. 당연한 본능이다. 하지만 그것이 건강한 생활을 통해서 건강을 잘 지킴으로 해서 자연스레 따라오는 것이어야지 억지로 인위적인 시술을 통해서 얻고자 한다면 그만큼 큰 대가를 치러야 한다. 이제부터 그 대가가 어떤 것인지 알아보자.


요즘 사람들, 보톡스다 필러다 리프팅이다 수술이다 해서 주름살 없애고 콧대 세우고 콧날을 세우고 얼굴모양까지 갸름하게 만드는 데 눈물겨운 노력을 들인다. 이 영역에 관한 한 남녀노소가 참으로 평등하다.

이 여러 가지 마술 중 가장 간편히 가장 빈번히 시행되고 있는 필러와 보톡스 주입에 대해서 살펴보자.


필러(filler)는 말 그대로 피부 자체에 무언가를 채워 넣어 함몰된 곳, 고랑이 파인 곳을 편평하게 펴주고 낮은 곳을 높여주는 시술이다.

보톡스(botox)는 피부 아래 있는 표정근에 보트리눔독이라
는 신경독물을 주사하여 피부를 아래로 당기고 있는 근육을 마
비시켜 주름을 펴지게 만드는 시술이다.

이들은 몸에 해롭지 않다는 전제하에 주사기로 인체에 집어
넣는다. 하지만 주입물질 자체가 인체에 별 해가 되지 않는다고
해서 이러한 시술에 아무런 문제도 없는 것일까?

지금부터 이런 시술을 받기 전에 한 번쯤은 생각해 보아야 할
점들을 의사의 입장에서 기술하고자 한다.

1) 몸에 손을 대는 모든 시술에는 시술 자체의 위험성과 부
    작용이 따를 수 있다.

병원에서 어떤 시술이나 수술을 받을 때는 항상 동의서에 사
인부터 하라 한다. 왜 그럴까? 사람 몸에 손을 댈 때는 그만큼
위험성과 부작용이 따를 수 있기 때문에 그에 대해 잘 읽어본
후 단단히 각오하고 받으란 뜻이다.

그런데 이상하다.

주사 몇 방 맞으면 끝나는 시술인데, 예방주사나 혈관주사 맞
을 때는 동의서 따위 쓰고 맞은 적이 없는데, 이건 왜 그럴까?
답은 간단하다. 이런 시술에는 다음과 같은 여러 가지 문제가
발생할 수 있기 때문이다.

• 가장 흔한 부작용으로는 피부에 멍이 들거나, 벌게지거나, 통증 및 가려움증이 올 수 있다.

• 보다 드물게는 시술 부위에 염증이나 알레르기 반응으로 흉터가 남거나 덩어리가 생겨 얼굴이 비대칭적으로 보이거나 울퉁불퉁해질 수 있다.

• 더 드물게는 아주 심각한 부작용이 있을 수 있다. 주입된 약물이 역류하여 눈으로 가는 안동맥이나 망막동맥을 막아 영구 실명을 초래할 수도 있고, 다른 혈관을 막거나 눌러 시술 후 한참 있다가 피부가 썩어들어가는 지연된 피부궤사가 올 수도 있다.

어째 좀 으스스하지 않은가?

과연 주름살 제거가 이런 위험성을 각오할 만큼 가치가 있는 일일까?

2) 이 시술은 한 번으로 끝나지 않는다.

이런 목적으로 피부나 근육에 주사하는 여러 가지 약물/물질들은 그 효과가 4개월에서 1년 정도밖에 지속되지 않는다. 이 말은 한 번 맞기 시작하면 죽을 때까지 맞아야 한다는 말이다.

3) 날이 갈수록 부담이 늘어난다.

처음에는 볼을 팽팽해 보이고 싶어서 맞았는데 세월이 갈수록 이마 주름도 늘어나고 눈가 주름도 생기고 팔자주름도 생긴다. 자연히 시술 영역은 늘어나고, 시술 횟수도 늘어나고, 시술에 따르는 위험성도 높아지고, 돈은 점점 많이 들어가고, 그러다 보니 싸구려 돌팔이나 무면허를 찾아가고, 그에 따른 리스크는 더더욱 높아만 간다.


4) 아무리 감추려 해도…

온갖 정성 다 들여 얼굴 주름 싹 다 없애고 자신있게 카메라 앞에 선 배우들, 하지만 이를 어쩌누? 시선이 턱 아래로 탁 떨어지는 순간 눈에 들어오는 자글자글한 목덜미 주름들을!

그래서 백화점만 돌아다니는 멋쟁이 60,70대 할매들, 봄이고 여름이고 가을이고 목에 스카프 감고 다니나 보다.

세상이 아무리 좋아져도 되는 게 있고 안 되는 게 있다. 오는 세월 작대기 들고 지키고 서 있어도 막을 수 없듯이 흘러간 세월의 흔적 아무리 가려봐도 어디엔가는 드러나기 마련이다.


5) 가면 쓴 얼굴

주름살이 있어야 할 나이대의 사람 얼굴이 마치 다리미로 다려놓은 듯 주름 하나 없이 빤지리 한 걸 보면 도무지 살아 숨 쉬는 사람의 얼굴을 보고 있는 것 같지가 않다. 마치 마네킹을 보고 있는 것 같고 실리콘 가면을 뒤집어쓴 어릿광대를 보는 듯하다.

사람의 얼굴에는 좌우 각각 20개의 근육이 있고 그중 7개가 표정근이다. 이들은 얼굴 피부 바로 아래에 자리한 피하조직층에 위치해 있으면서 얼굴 피부를 잡아당겨 별의별 표정을 다 짓는다. 이 표정이야말로 인간 내면의 온갖 희로애락을 겉으로 드러내는 창이자 인간만이 누릴 수 있는 특권이다.

그런데 그 근육에 독약을 주사하여 마비를 시켜버린다. 주름살 없애려고.

그 피부에 이물질을 잔뜩 집어넣어 공갈빵처럼 빵빵하게 뻣뻣하게 만든다. 주름살 좀 펴보려고.


배우는 연기를 업으로 하는 사람들이다. 연기는 주로 얼굴로 한다. 보통사람은 잘 지을 수 없는 표정근의 그 미세한 움직임으로 각종 인간 군상들의 복잡다단한 감정을 기가 막히게 표현해내는 것이다.

그런데 60대 중후반에 얼굴 주름살 하나 없는 배우들이 나와서 연기하는 것 TV 클로즈업 화면에 잡히는 장면들을 한 번 자세히 관찰해보라.

제 딴엔 웃는다고 웃는데 무언가 부자연스럽고 부조화스러운, 때로는 찌그러든 듯한 웃음을 짓고, 슬픔에 북받쳐 온갖 인상을 다 찌푸리며 울어야 할 장면에선 얼굴 주름이 잘 안 잡혀 우는 건지 웃는 건지 감별이 잘 안 되어, 보고 있는 내가 울고 싶은 때가 종종 있다. 그러니 어찌 미세한, 미묘한 표정 연기를 할 수 있겠는가?

이 정도 되면 자신의 천직에 대해 스스로 자해행위를 한 것이나 마찬가지인 것이다.


과연 아름다움이란 무엇일까? 우리는 어떤 것을 아름답다고 느끼는 것일까?

사람이 자연과 닮았을 때, 말 그대로 자연스러울 때, 그래서 자연스런 아름다움이 묻어날 때, 우리 모두가 진정 아름답다고 느낀다.

젊은이는 젊은 대로 아름답고, 나이 든 이는 나이 든 대로의 아름다움이 있다.

주름진 얼굴, 희끗희끗한 머리칼은 인생의 면류관이다.

젊어서 손을 많이 댄 얼굴일수록 나이 들면 추하고 천박하게 변해간다.


꼭 기억하자. 인간이 자연을 거스를 때, 자연은 틀림없이 그 대가를 치르게 한다는 사실을.

# 눈 관리

　나는 돌 지난 직후에 걸린 소아마비로 지금까지 지체장애인으로 살아오고 있다. 그러다가 2008년, 아내의 고교동창생으로서 후천적 시각장애인이 된 부산의 한 점자도서관 관장의 권유로 간단한 시각장애인 체험을 해보고 난 후 충격을 받았다. 그리고 후원자 및 목소리 재능기부자가 되었다.

　눈이 보이지 않는다는 사실이 무얼 의미하는지 그제서야 반 푼어치나마 짐작할 수 있었다. 그리고 이들 시각장애인 앞에서 나 같은 지체장애인은 장애인이란 명함도 못 내밀겠구나 하는 생각과 함께 시각장애인이 아니라 지체장애인으로 살아가게 해주신 은혜에 감사가 절로 나왔다. 의사인 나도 눈은 아주 좋다 보니 그동안 눈의 소중함을 잊고 살았던 것이다.

## 노예처럼 혹사당하는 눈

사람에게는 다섯 가지 감각기관이 있다. 눈, 귀, 코, 혀, 피부.
이들은 일종의 센서, 안테나, 더듬이 같은 것들로서 생존에
있어서 없어서는 안 될 필수적인 부속 장기다. 우리는 이들을
통해서 주변을 파악하고 위험으로부터 피하고 외부와 소통한
다. 이 중 귀, 코, 입, 피부는 간접정보를 접하고 주변 상황이나
대상을 유추하게 하지만 눈은 직접정보를 접하고 바로 판단하
게 하는 가장 중요한 창구다.


이런 소중한 눈을 현대인은 너무나 혹사하고 있다. 직장에서
는 컴퓨터 모니터에, 집에 와서는 TV 화면에, 나머지 시간에는
휴대폰에서 눈을 떼지 않으니 도무지 눈이 쉴 시간이 없다. 이
래서 과연 몇 살까지 눈이 성하게 남아 있을 것인가?

휴대폰도 컴퓨터도 TV도 없던 시절엔 주로 책을 본다고 눈
이 피로했다. 한두 시간 책 읽다가 눈이 좀 침침하면 먼 산, 먼
하늘을 바라보며 눈을 쉬고 난 후 다시 책을 읽었다. 지금 돌이
켜 보면 이런 정도의 피로는 요즘에 비하면 차라리 애교에 가
깝다.

캄캄한 밤이라도 달을 바라볼 때 눈이 부시지는 않다. 하지만
낮에 태양을 바라보려 할 때에는 아예 쳐다볼 수도 없다. 왜 그

럴까? 태양은 스스로 강렬한 빛을 발하는 발광체이고 달은 그 빛을 받아 빛나는 희미한 반사체이므로 빛의 강도가 비교가 되지 않을 정도로 차이 나기 때문이다.

책을 읽는다는 것은 태양빛과 전등 불빛에 반사된 형체를 보는 것이지만 휴대폰, 컴퓨터, TV 화면을 본다는 것은 눈에 바로 빛을 쏘아대는 발광체 자체를 보는 것이다. 그러니 그들이 우리 눈에 주는 자극과 피로도는 책과 비교가 되지 않는다.

## 휴대폰의 폐해

그러면 앞서 지적한 세 개의 발광체 중 어느 것이 눈에 가장 안 좋을까?

두말할 필요 없이 휴대폰이다. 손바닥만 한 화면 안에서 온갖 것 다 보려니 눈이 피로하지 않을 수가 없다.

게다가 정보와 소통의 영역에 있어서 영상물의 비중이 갈수록 높아져 가는 추세인지라 사진이나 동영상을 원본에 가까운 고해상도로 보려는 욕구가 강해지고 밝은 대낮 옥외에서도 휴대폰 사용빈도가 늘어나다 보니 폰 화면의 밝기와 대비도는 자연히 올라가 눈에 주는 자극 또한 증가할 수밖에 없다.

이러한 휴대폰을 과다하게 사용하면 우리 눈에는 어떠한 영향을 미칠까?

• 안구건조증: 장시간의 폰 사용이 유발하는 대표적인 증상으로서 화면을 보는 동안 눈을 자주 깜박이지 않아 눈물이 마르는 현상이다.

• 사시: 조그만 화면 속의 작을 글씨를 보기 위해서는 눈을 가까이 댈 수밖에 없고 그러다 보면 양쪽 눈이 안으로 모여 내사시(內斜視)가 잘 생긴다.

• 노안: 노안(老眼)은 말 그대로 나이가 들어 생기는 노화현상의 하나로, 수정체가 딱딱해지고 탄력을 잃으면서 가까이 있는 것과 멀리 있는 것을 볼 때 적절히 초점을 맞추지 못하고 특히 가까이 있는 작은 글씨를 해독하는데 어려움을 겪는 상태를 말하는데, 요즘 젊은이들에게서 이런 노안이 증가하고 있다.

다른 건 다 놓아두더라도 젊은이가 노안이라니??? 참 기막힌 일 아닌가? 외국에선 '스마트폰 유발 노안 (smartphone-induced presbyopia)'이란 말도 생겨났다.

그러면 왜 스마트폰이 노안을 유발하는 것일까?

눈의 렌즈 아래위에는 렌즈를 단단히 고정시키고 렌즈의 두께를 조절하는 섬모체(모양체)라는 근육이 붙어 있는데, 가까이 있는 작은 물체에 장시간 시력을 집중하다 보면 이 근육에 과도한 긴장이 지속되면서 렌즈 조절기능이 떨어져 결과적으로 노안과 같은 효과를 초래하는 것이다.

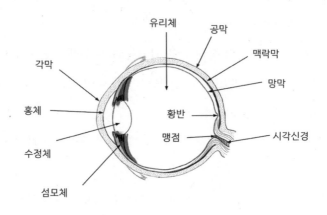

눈의 해부학적 구조

● 안압의 증가: 스마트폰을 볼 때 손보다 머리의 위치가 높아 고개를 앞으로 숙이게 되니 피가 안구에 몰리게 되고, 작은 글씨를 보기 위해 수정체가 두꺼워지고, 안구건조증이 오고, 계속 새로운 정보를 받아들이느라 교감신경이 자극되어 안압이 증가하게 된다.

● 녹내장 발병 증가: 녹내장은 3대 실명 질환 중 하나로서 주로 안압이 상승해 시신경이 눌리거나 혈액 공급에 문제가 생겨 시신경이 손상되어 실명에까지 이르게 하는 무서운 질환이다. 과도한 스마트폰 사용으로 안압이 올라가면 자연 녹내

장의 발병 위험성까지 증가하는 것이다.

● 급성 부작용: 이뿐 아니다. 위의 예들은 당장 내 눈에 보이는 것이 아니라 실감이 잘 안 나겠지만 최근 대만에서 보도된 아래의 사례는 스마트폰이 눈에 얼마나 해로운지 피부로 느끼게 해준다.


비서 일을 하는 대만의 Chen(陳, 25)이라는 젊은 여성은 옥외에서도 선명한 화면을 보기 위해 언제 어디서나 폰의 밝기를 최대치(625루멘)로 올려서 2년간 사용하였다.

그러자 눈에 불편감, 이물감, 충혈, 통증과 함께 초점이 흐릿해져 안과를 찾은 결과,

1) 초자체혼탁과 함께

2) 각막혈관에 피가 고여 눈은 심하게 충혈되어 있었고

3) 표층점상각막염으로 각막에 500개 이상의 구멍이 나 있었다 한다.

4) 게다가 시력도 영구손상을 입어 0.3, 0.6으로 떨어졌다.


그녀를 진료한 의사가 말하길, "600루멘 밝기의 빛에 2시간 동안만 노출시켜도 눈을 전자레인지에 넣고 구운 것과 같은 효과를 나타낸다(exposing the eye to light of 600 Lumens for just two hours will have the same effect as being baked in a microwave)."

이에 서양언론들은 'BAKED LIKE A MICROWAVE'란 선정적인 표제에 'burned 500 holes in her eyes'란 부제도 달아놓았다.

이 얼마나 무서운 일인가?


## 발광체로부터의 눈 보호

인간이 만들어낸 발광체는 전등을 위시하여 여러 가지가 있는데 그 중에서 우리 눈에 가장 안 좋은 것이 컴퓨터나 휴대폰이다. 그 이유는 전등의 경우 우리가 직접 들여다보지 않지만 이들 모니터는 빛을 발하는 광원 자체를 계속해서 들여다보기 때문이다.

하지만 이들은 이미 생활필수품이 되었다. 이들을 사용하지 않고는 문명생활을 영위해 나갈 수가 없다. 어떻게 해야 할까? 그로부터의 피해를 최소화하는 수밖에 없다.

그를 위해 이 분야의 세계적 권위자인 검안전문가 제프 안쉘 박사(Dr. Jeff Anshel, Jeffery Anshell)의 제안과 함께 몇 가지 팁을 소개하고자 한다.

### 화면의 밝기를 중간 이하로

위에 든 대만 여성의 사례는 화면을 멋지게 보여주는 강력한 폰의 밝기가 우리 눈에 얼마나 큰 해악을 미치는지에 대해 실감나게 보여주었다. 전문가들이 권장하는 폰 화면의 조도는 300루멘 이하라니 폰 최대 밝기의 중간보다 약간 낮은 레벨에 두면 되겠다.

### 휴대폰의 블루라이트 차단

폰에서 쏘아대는 빛 중 푸른빛이 가장 파장이 짧고 에너지가 높아 눈에 제일 큰 손상을 입히는데 이는 가시광선보다 파장이 훨씬 짧은 X-선이 우리 몸에 안 좋은 것과 같은 이치다. 그러므로 폰을 사용하기 전 먼저 디스플레이 설정에서 블루라이트 차단 필터를 켜고 가능한 한 붉은색 계열을 많이 보이게 설정하는 것이 좋다.

### 컴과 폰의 글자크기를 크게

안 그래도 작은 화면 때문에 눈이 피곤해 죽겠는데 글자마저 깨알만하게 설정해놓고 평생을 들여다본다는 것은 눈을 버리기로 작정한 것이나 진배없으니 가능한 한 글자크기를 키워서 보라.

## B-B-B를 기억하라

위의 기기를 사용할 때는

Blink : 되도록 자주 눈을 깜박이고

Breath : 되도록 자주 심호흡을 하고

Brake : 되도록 자주 쉬어주라

사람은 자신이 의식하지 못하는 사이 1분에 15~20번, 한 시간에 1,200번, 하루에 28,800번까지 눈을 깜박인다. 왜 그럴까? 주된 이유는 눈을 뜨고 있는 동안 눈물이 마르지 않게 하기 위해서다. 그런데 한 곳을 계속해서 응시하다 보면 이 횟수가 줄어들어서 눈물이 마르고 눈을 더욱 피곤하게 하니 의식적으로라도 자주 깜박여야 한다.

또한 심호흡을 통해서 안구에 산소공급을 증가시키고 자주 쉬어줌으로 해서 눈에 휴식을 주어야 한다.

## 20-20-20 룰

그러면 얼마나 자주 쉬어야 할까?

"20분 보고, 20초 동안, 20피트(약 6미터) 이상 떨어진 먼 곳을 바라보라."

한 곳을, 그것도 가까이 있는 물체를 계속해서 응시하는 행위는 수정체를 조절하는 근육을 계속해서 긴장상태로 만드는 것이니 중간중간 먼 곳을 바라보아 근육을 이완시키라는 뜻이다.

20분 보고 20초 동안 먼 산 바라보는 것만으로도 제대로 실천만 하면 많은 도움이 된다.

그러면 휴대폰의 경우 몇 분 만에 한 번씩 쉬면 좋을까? 여기에 대한 기준은 찾지 못했으나 화면의 크기를 생각했을 때 5분 정도면 적당하지 않을까?

### 60센티, 15도 각도

마지막으로, 노트북이나 데스크탑을 사용할 때에는, 눈에서 50~60cm 정도 거리를 두고 모니터 중심이 눈보다 10~15도 정도 아래로 향하게 높이를 조절하는 것이 좋다.


## 내 눈에 안식을

전등이 나오기 전, 이 지구는 밤만 되면 온 천지가 캄캄했다.

그러다가 지금으로부터 140년 전인 1879년 에디슨이 백열 전구를 발명하고, 약 90년 전부터는(1930년대) 대부분의 가정에 전기조명이 들어오면서 인간은 밤에도 훤한 세상에 살게 되었고 백열등 외에 수많은 등이 개발되어 이제 우리 눈은 넘쳐나는 빛에 의해 밤낮으로 혹사당하게 되었다.

이제 이 눈에 쉼을 주자.

이 땅에 스마트폰이 들어온 지 5년째인 2014년에 한국인의 일일 평균 휴대폰 사용시간이 3시간 39분을 돌파했다(KT경제경영연구소).

이 시간의 반만 줄여도 우리 눈은 너무나 감사해할 것이다.

그리고 눈을 감자.

지하철이나 버스 안에서, 병원 대기실에서, 영화관 대기실에서, 쓸데없이 눈뜨고 있지 말고 그런 때라도 가만히 눈감고 있어 보자.

집에 와서 할 일 없으면 습관적으로 TV 채널 이리저리 돌리고 있지 말고 스위치 끄고 눈뚜껑 닫아보자.

그리하여 하루 종일 혹사당하는 소중한 눈에 틈틈이 쉼을 선사하고 끊임없이 돌아가는 두뇌도 잠시 쉬어가게 하자.

# 코 관리

요즘 갈수록 공기가 나빠져 숨쉬기가 겁이 난다. 외출할 때마다 미세먼지를 체크해야 하고 마스크는 이제 생필품이 되었다.

외출 후 집에 돌아오면 옷에 묻은 미세먼지까지 걱정하는 사람들이 있다. 그런데 막상 콧구멍 안에 자리 잡고 있을 미세먼지 씻어낼 생각은 안 한다. 얼굴 세수는 매일 두 번씩 하면서 코 세수는 한 번도 안 한다.

왜 그럴까? 그래도 되는 걸까?


## 얼굴은 매일 씻으면서 코는 왜 안 씻나

우리는 잠시라도 숨을 쉬지 않으면 살 수가 없다. 이 숨쉬기를 관장하는 기관을 호흡기라 하고 코는 그 시작 부위로서 숨 쉬기의 첫 관문이자 수문장 역할을 한다.

코의 첫 번째 역할은 몸 밖에서 들어오는 공기를 적정온도로 만들어 기도(air way)로 들여보내는 일이다. 겨울에는 찬 공기를 체온으로 따뜻이 데우고 여름에는 뜨거운 공기를 체온으로 약간 식혀서 몸 안으로 들인다.

어디 이 뿐이랴? 코 안에는 털이 있다. 이것이 자라서 콧구멍 밖으로 나오면 다른 사람들이 질겁한다. 특히 여자가 이러고 다닌다면 어떻게 될까? 상상하기도 싫다. 신은 이런 혐오스런 물건을 왜 만들어놓았을까?


거기에는 심오한 뜻이 있다. 사막이나 들판에서 강한 모래바람이 불어올 때 흙과 모래를 차단하고 매연과 미세먼지로 뒤덮인 도회지에서는 몸에 해로운 각종 이물질이 폐로 못 들어가도록 울창한 코털 숲에 가두어버린다. 이 얼마나 감사한 일인가?

또한 코 안에는 코의 점막에서 분비되는 맑고 진득한 점액이 있다. 이 속에는 염분(용해염), 단백질(락토페린, 뮤신), 항균효소(리소자임) 및 면역글로불린 등이 있어 호흡기 점막을 보호함과 동시에 코 속으로 들어온 먼지, 미립자 대기오염물질, 감염원, 박테리아 및 꽃가루 같은 각종 알레르기 유발물질들을 잡아서 기도로 들어가지 못하게 막는 역할도 한다. 그러니 콧대가 높다는 말도 그냥 생겨난 말이 아닌 모양이다.

하지만 코가 아무리 이런 역할을 잘 수행한다 하더라도 들어오는 이물질이 감당하기 힘들 정도가 되면 문제를 일으킨다. 또한 건조한 실내공기, 비염, 축농증, 감기, 알레르기 등의 상태에서는 코의 방어기능이 제대로 작동하지 못하게 되고 코 속에 생긴 염증으로 보다 진득한 콧물이 과도하게 분비되면서 코털과 엉겨붙고 코가 막히게 된다. 이럴 때 어떻게 해야 하나?

우선 병원에 가서 코 상태의 원인에 대한 진단과 그에 따른 치료를 해야 한다. 그리고 코 세정을 병행해야 한다.

## 코 세정의 효능

왜 코 세정을 병행해야 하는가? 무슨 효험이 있기에?

• 코 속에 있는 각종 오염물, 알레르기 유발물질, 박테리아 등을 씻어낸다.

• 염증으로 인해 비정상적으로 찐득찐득한 콧물이나 말라붙은 코딱지를 씻어내어 숨쉬기 편하게 하고 엉겨붙은 코털을 자유롭게 만든다.

• 건조한 실내 공기로 말라 있는 코 점막을 촉촉하게 만들어 점막의 기능을 원활하게 돌아가게 한다.

- 세척액에 들어 있는 소금기가 콧속 염증을 감소시키고 콧구멍 속 부기를 가라앉혀 숨쉬기 편하게 만든다.
- 알레르기성 비염이 있을 때 코 뒤 목구멍으로 넘어가는 콧물을 감소시켜 이로 인한 발작적 기침을 완화시키는 효과가 있다.

"이론적으로는 그럴 듯한데 실제로 어떤 효과를 보았나요?" 라고 묻는 사람을 위해 나의 경험을 소개하고자 한다.

나는 어려서부터 만성 비염 및 축농증에 코 중간을 가로지르는 칸막이가 비뚤어진 '비중격만곡'이 있어 코가 잘 막혔고, 말할 때는 약간 코맹맹이 소리도 섞여 있었다.

나이가 드니 강의실이나 예배실에서 내 앞뒤에 앉은 사람들 말이 내 숨소리가 좀 씩씩댄다 했다.

중년을 넘어서니 코골이가 점점 심해져 어느 날 아내가 자다 말고 배게 부둥켜안고 다른 방으로 도망가더니 아직도 안 돌아온다.

60대에 들어서 이런 증세는 조금씩 발전하여 6년 전인 2013년에는 한쪽 코가 완전히 막혀 이비인후과에 가서 내시경으로 들여다보았더니 오른쪽 콧구멍 안에 용종(polyps)으로 꽉 들어차 공기 통로를 완전히 막았단다. 주치의는 "교수님, 이래가지고 우째 사십니꺼?" 하면서 당장 수술하자면서 열흘 후쯤으로다가 수술날짜까지 일방적으로 잡아버린다.

　그때 내가 다니던 요가원의 원장이 코 막힌 데는 '네티(Neti)'가 좋다면서 한 번 사용해보라 했다. 수술은 하기 싫고 뭔가 탈출구는 있어야겠고 해서 요가용품 사이트에서 네티란 놈을 하나 사서 받아보았더니 마치 아라비안나이트에 나오는 요술램프 같이 생겼다.

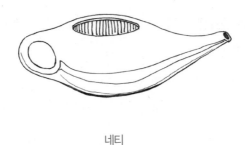

네티

　그때부터 따뜻한 수돗물에 죽염을 조금 타서 매일 저녁 코 세척을 했는데 코가 조금씩 뚫리는 게 아닌가?! 열흘쯤 지나니 숨쉬기가 한결 나아져 적당히 핑계를 대고는 수술을 취소했다.

　그로부터 4년이 지난 2017년, 비록 숨쉬기는 나아졌다지만 한 번 생긴 폴립이 없어질 리는 없고, 이왕 수술할 것 같으면 한 살이라도 젊을 때 하는 것이 나을 것이고, 내년이면 정년퇴임이라~~ 병원에 근무하는 동안 하는 게 편하겠다 싶어 이비인후과 선생에게 다시 자수하러 갔다.

내시경을 본 주치의가 놀라면서,

"교수님, 폴립이 많~이 줄었는데요! 전에는 통로가 완전히 막혔던 것이 이제 구멍이 뻥 뚫렸습니다" 하면서 예전 사진과 이번 사진을 비교해서 보여준다.

"교수님, 지금 수술하기엔 너무 아깝습니다. 나중에 못 참을 정도 되면 그때 가서 하시지요."

참으로 신기했다. 죽염으로 코만 씻었을 뿐인데 어떻게 이럴 수가???

알고 보니 그럴 수 있었다.

나는 35년 동안 복부만 전공하다 보니 나도 모르게 폴립이라면 위나 대장에 생긴 용종처럼 종양성 용종으로 인식했는데 콧구멍 안에 생기는 놈은 주로 염증성 용종이란다. 그럴 경우 염증만 가라앉으면 용종은 쪼그라드는 것이다.

또한 내 아내는 알레르기 비염이 있어 환절기만 되면 심한 기침으로 고생해왔다. 그러다가 나와 같이 코 세정을 하고 난 후부터는 그 빈도나 정도가 현저히 줄어들었는데 그 이유는 알레르기성 비염의 경우 꽃가루 같은 알레르겐에 의해 코가 자극받으면 콧물이 뒤로 넘어가면서 발작성 기침을 유발하는데 코 세정을 통해 이러한 코뒤흐름(후비루, 後鼻漏, postnasal drip)이 감소하면서 기침이 줄어든 것이다.

## 코 세정은 어떻게 하나

먼저, 코 세정기에 대해 살펴보기로 하자. 코 세정기는 다양한 종류가 나와 있으나 크게 두 가지로 나눌 수 있다.

하나는 콧구멍으로 그냥 물을 붓는 드립형 (drip type, Neti pots)이고

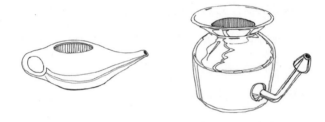

또 하나는 용기를 손으로 꾹꾹 눌러 물을 주입하는 펌프형 (Nose sweeper)이다.

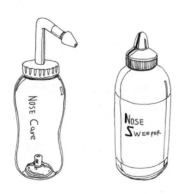

전자는 보다 자연스러운 방식으로 부작용이 적고 후자는 보다 확실하게, 스스로 압력을 조절해가며 할 수 있는 반면 강한 압력으로 중이염을 초래할 가능성이 보다 높다.

펌프형 용기를 사면 용기의 용량에 맞는 농도의 1회용 분말팩이 일정량 들어 있어 세정할 때마다 한 팩씩 넣고 따뜻한 수돗물을 채운 후 몇 번 흔들어 사용하면 되고 이 분말은 용기 구입처나 약국에서 구매할 수 있다. 하지만 분말이 떨어질 때마다 사러가는 것도 귀찮고, 주머니 사정도 생각해야 하고, 무엇보다 죽염의 효능에 대한 믿음으로 나는 위의 분말 대신 3회 구운 생활죽염을 1/4~1/3 티스푼 타서 쓴다.

식염수의 농도는 분말 팩의 경우 용량에 맞게 제조되어 있어 별 문제가 없으나 죽염을 타서 쓸 때는 환자에 따라 코 상태에 따라 자극이 강하게 느껴질 수 있다.

그럴 때는 본인이 알아서 분말 양을 조금 줄이면 되고 죽염을 사용할 때에도 한 번 해보아서 코가 찡~~할 정도면 소금 양을 줄이고 너무 닝닝하면 조금 더 넣고 해서 각자가 조절해가며 사용하면 된다.

자, 이제 자세한 코 세정 방법에 대해 알아보기로 하자.


### 드립형

1) 먼저 용기에 생리식염수를 채운다.

2) 세면대 너머로 상체를 45도 정도 앞으로 숙이고 고개를 옆으로 돌려 한 쪽 콧구멍은 아래로 다른 쪽은 위로 향하게 한다. 이 때 고개를 뒤로 젖히지 말 것.

3) 용기의 주둥이(tip)를 위로 들린 콧구멍 바로 안에 집어넣고 물을 흘려보낸다. 이 때 손가락 하나 넓이 이상 밀어 넣지 말 것. 세척액을 흘려보내는 동안 코로 숨을 쉬면 안 되므로 "아~~"소리를 내면서 물을 넣는다.

4) 위쪽 콧구멍으로 소금물을 흘려보내면 물이 비강(코 안 공간)을 돌아 아래쪽 콧구멍으로 흘러나온다.

이때 간혹 입안으로 혹은 목구멍 뒤로 소량의 물이 넘어갈 수가 있는데 입으로 들어온 것은 삼키지 말고 뱉어낸다.

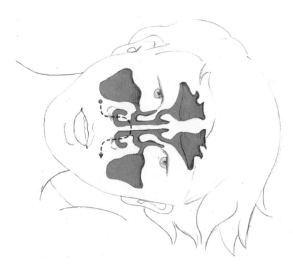

비강 및 부비동의 구조와 세척액이 지나가는 통로

5) 물을 다 붓고 나면 가볍게 코를 풀어 콧구멍 속에 남아 있는 잔류액을 빠져나오게 한다.

6) 고개를 돌려 반대쪽도 똑같은 방식으로 한다.

7) 세척이 끝나고 나면 용기를 깨끗이 씻어 햇볕 아래 말린 후 깨끗하고 습기 차지 않는 곳에 보관한다.

8) 간혹 코 상태에 따라 용기 내 용액이나 봉지에 든 분말이 남는 경우가 있는데 아깝다고 보관할 생각 말고 과감히 버리도록 한다.

## 펌프형

앞의 방법과 동일하고 다른 점은 세정 시 취하는 자세다. 이때는 고개를 약간 밑으로 숙이고 용기의 팁을 콧구멍에 살짝 밀어 넣은 후 용기를 얼굴과 수직이 되게 세워 물을 짜 넣는다.

마지막으로, 코 세정시 주의할 점을 살펴보기로 하자.

## 너무 세게 하지 말 것

펌프형 세정기 사용 시 코가 막혀 용액이 잘 들어가지 않을 때 억지로 세게 펌프질을 하거나 코 세정 후에도 막힌 코가 뚫리지 않아 코를 세게 풀면 비강과 연결되어 있는 이관(耳管, Eustachian tube)으로 압력이 가해져 콧속의 염증성 물질이 이

관 및 중이로 역류하여 중이염을 일으킬 수 있고

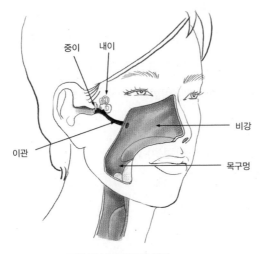

코와 귀 사이의 통로 이관

또 한편으로는 비강으로 연결되어 있는 비루관(눈에서 코로 내려오는 눈물길)을 통해 눈에도 압력이 가해져 안압이 올라가거나 염증을 일으킬 수 있으므로 주의해야 한다.

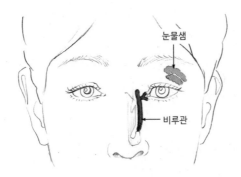

눈과 코 사이의 통로, 비루관

## 너무 자주 하지 말 것

인체는 어느 부위에나 자기방어 시스템을 갖추고 있다. 코의 경우 콧물이 코 점막을 촉촉하게 유지하고 면역글로불린 같은 방어물질이 있어 코를 보호한다. 이런 콧물을 너무 자주 씻어내 버리면 코가 마르고 면역력이 떨어지게 된다.

그러면 어떤 때 얼마나 자주 하는 것이 좋을까?

여기에는 딱히 '꼭 이래야만 한다'는 정해진 법칙은 없어 필자의 견해를 말하고자 한다.

1) 코가 정상인 사람은 일부러 할 필요는 없고 미세먼지 많은 날 외출 후 한 번
2) 만성 비염, 축농증 등으로 수시로 코가 막히는 경우 일주일에 세 번 정도
3) 환절기 알레르기 환자나 감기 환자에게 묽은 콧물이 나거나 목구멍 뒤로 뭔가 넘어가는 것 같으면 하루에 한 번
4) 코가 많이 막혀 숨쉬기가 거북하고 병원에 갈 정도 같으면 하루에 두 번 정도면 되겠다.

## 이런 경우에는 하지 마라

하지만 코가 찐득한 분비물로 완전히 틀어막혔을 때 혹은 눈

이나 귀에 염증이 있을 경우에는 하지 말아야 한다. 그 이유는 코가 완전히 막힌 경우 억지로 압력을 올리다 보면 콧속 이물질을 이관으로 역류시킬 위험이 있기 때문이고 눈, 귀에 염증이 있을 경우 조금이라도 역류가 일어나면 콧속의 청결치 못한 여러 물질이 염증을 악화시킬 수 있기 때문이다.

## 약식 코 세정법

코 세정?

한 번 해보니 코도 찡하고 눈도 찡하고 마~ 하기 싫다. 그런 것 꼭 돈 들여가며 해야 하나? 여행 갈 때 안 그래도 짐도 많은데 그런 도구까지 챙겨가야 하나? 뭐 간단하게 할 것 없나?

혹은 코가 심하게 막혀 정식으로 코 세정 하는 것은 불가능하고 참고 있자니 코가 막혀 기가 찰 노릇인데 뭐 다른 방법 없나? 하는 경우 간단하게 하는 약식 방법이 있다.

두 손을 오목하게 구부려 흐르는 수돗물을 담아 양 콧구멍에 갖다 대고 코로 들이마신다. 열 번쯤 하면 코 속으로 들어간 물이 스르르 흘러나오고 목구멍으로도 일부 넘어온다. 그때 양손으로 코를 가볍게 풀고 입안에 들어온 것을 뱉어낸다.


아내가 말한다.

"텔레비전에 나온 의사가 그런 것 효과 없다던데?"

요즘은 TV에 나오는 쇼닥터의 말이 일반인에겐 진리의 말씀으로 통하는 것 같다.

내가 말한다. "야이 쌍! 지가 한 번이라도 해 보고 그런 소리 하던가? 아니면 지가 코가 막혀서 숨도 잘 못 쉬는 고통 겪어보면서 오만 짓 다 해보고 그런 소리하던가? 마~~분노가 일어날 라카네!"

물론 이 방법은 코 세정만 한 효과는 없다.

하지만 하루 종일 일하고 피곤한 날 집에 와서 옷 갈아입고 세수하기도 귀찮은 날, 정식으로 코 세정까지 하는 것? 잘 안 해진다. 그래서 자꾸 빼먹고 그러다 게을러지기 마련이다. 그래서 내 딴에 생각해낸 것이 바로 이 코 세수다. 세수하면서 코도 같이 씻으면 될 것 아닌가? 하고.

이론상 콧속 먼지 제거에는 분명 도움될 거고, 해보니 진득한 콧물로 코가 막혀 씩씩댈 때 막힌 코 어느 정도 뚫어주는데 분명 효과가 있었다.

한 번 해보셔. 내 말이 맞는지 틀리는지.

# 입 관리

　우리 몸에서 '입'은 면적으로 보면 아주 작은 부분에 불과하지만 하는 역할을 보면 입만큼 많은, 중요한 일을 하는 장기도 없는 것 같다.

　입은 먹고, 말하고, 키스한다.

　입은 들이고, 내뱉고, 교환한다.

　그를 통해 생존하고, 소통하고, 애정을 나눈다.

　그를 통해 개체를 보전하고, 관계를 보전하고, 종족을 보전한다.

　사람이 살아가는데 있어서 이만큼 중요한 일이 또 있을까?

　이러한 입에 문제가 하나 있다. 입으로 워낙 많은 것이 들락거리다 보니 자칫 냄새가 나기 쉽다는 점이다. 입에서 냄새가 나면 말하고 키스하는데 치명적인 악영향을 미친다.

그럼에도 불구하고 내 입에서 나는 냄새를 나는 잘 모른다. 남들은 다 아는데 자신만 모른다. 여기에 더 큰 문제가 있다. 어떻게 해야 할까?

## 골칫덩어리 입냄새

어떤 문제든 해결을 하려면 원인을 알아야 한다. 입냄새의 원인은 참 많다. 하지만 간단하게 나누면 크게 네 가지다.

### 입으로 들어오는 것으로부터 나는 냄새

- 음식: 술, 양파, 마늘 같은 음식은 장에서 흡수된 후 혈액 속에 녹아 들어가 폐에서 공기 교환 시 숨결을 통해 냄새를 풍긴다.
- 담배: 연기 자체가 입에서 불쾌한 냄새를 풍기게 만든다.
- 약물: 내복약 중 입을 마르게 하는 약이나 일부 항암제나 항우울제 같이 몸 안에서 분해 시 불쾌한 냄새가 나는 화학물질을 발생시키는 약들은 먹고 나면 입에서 냄새가 난다.

### 입안의 문제

- 음식 찌꺼기: 음식 먹고 양치질 잘 안 할 경우

- 구강 건조: 입안이 마르면 나쁜 균이 잘 자랄 수 있는 환경이 조성
- 구내염: 입안에 염증이 있을 때
- 설태: 혓바닥에 허연 찌꺼기가 이끼처럼 덮은 것
- 치아 및 치주 질환
- 후비루: 비염, 축농증 등이 있을 때 목구멍 쪽으로 염증성 콧물이 넘어가는 현상
- 편도선염

## 내장에서 올라오는 냄새

- 역류성 식도염: 위에 있어야 할 위액이 식도로 올라와 식도에 염증을 일으킬 때
- 장폐색: 장이 막혀 장 내용물이 부패할 때

## 폐에서 올라오는 냄새

- 기관지확장증: 늘어난 기관지 내에 기도 분비물이 고여 냄새를 유발
- 흡인성 폐렴: 입안의 음식물이나 미생물이 기도로 잘못 넘어가 생긴 폐렴

## 각종 질환

- 잘 조절되지 않은 당뇨병에서 케톤산증이 생겼을 때
- 여러 가지 대사성질환이나 암: 화학물질 발생
- 스트레스: 부교감신경의 활동을 저하시켜 침 분비 감소로 인한 구강 건조 유발

이제 원인을 알았으니 해결은 간단해진다. 원인을 제거하면 된다. 위에 든 많은 원인들 중 각종 질환이나 약물로 인한 것은 비교적 드물게 오는 것들로서 의사와 상의하고 지시에 따라야 하지만 나머지 대부분의 원인은 입안에서 기인한 것들로서 조금만 신경 쓰면 각자가 해결할 수 있는 문제다.

어떻게 하면 되나? 먼저 대 원칙 세 가지만 지키면 된다.

- 술 담배 줄일 것
- 입이 마르지 않게 물을 자주, 많이 마실 것
- 입 안을 항상 청결히 할 것

그러면 지금부터 입 안을 어떻게 청결히 관리할 것인가에 관해 살펴보자.

## 치아와 잇몸 관리

인생은 고(苦)의 바다, 즉 고해(苦海)라 했다. 그만큼 삶 속에는 괴롭고 어려운 일이 많다는 의미다. 하지만 살아가는 동안 괴로움만 있다면 누가 오래 살고 싶겠는가? 그 와중에 순간순간 누리는 낙(樂)이 있기에 인생은 살 만한 것인데 그 낙 중에 가장 크고 소중한 것이 무얼까?

그것은 뭐니 뭐니 해도 먹는 낙일 것이다. 쾌락의 정도를 따지자면 섹스만한 것이 없다. 하지만 그것은 매일 맛 볼 순 없다. 반면, 먹는 즐거움은 매일, 그것도 최소한 세 번은 즐길 수 있으니 세상에 이만한 낙이 또 있을까?

잇몸이 부실하여 음식을 씹으면 이빨이 흔들리는 것 같고, 이빨이 부실하고 썩어서 찬 것 들어가면 시리고 단 것 들어가면 전기고문 당하듯 시큰거리면 딱 살맛이 없어진다.

필자가 그랬다.


50 중반을 넘어서니 다른 곳은 멀쩡한데 제일 먼저 치아와 잇몸에 문제가 생기기 시작했다. 사흘들이 치과에 갔다. 나의 건강 일지를 들춰보니 2009년 8월 14일부터 근 3년간 치과에 가서 고생한 이야기가 대부분을 장식한다.

'오른쪽 아래, 위 어금니가 썩어 씹을 때마다 아프다.'

'과거에 덮어씌운 것 뿌리에 염증이 있어 잇몸에 고름집이 생겨 긁어냈다.'

'치근과 잇몸 사이가 드러나 뿌리가 썩었다.'

'치근 사이 뼈가 녹고 고름집이 생겼다.'

이런 기술이 2012년 8월 26일까지 적혀 있다.

그 이후로는 사랑니 빼고, 오래 전에 덮어씌운 이 빼고 임플란트 박고, 스케일링하고, 정기검진 받고, 이뿌리와 잇몸 사이에 생긴 홈 때운 것 외에는 이가 아파 치과에 간 기록이 없다.

그리고 2020년 2월 5일 현재, 깎지 않은 통사과를 앞니로 아삭 베어 먹고, 무엇이든 잘 씹어 맛있게 먹으며 씹어 먹는 즐거움을 만끽하며 산다. 어떻게 이렇게 변했을까? 그 비결은 무엇일까? 이제부터 필자를 따라가 보자.

### 초피와의 만남

치과를 자주 들락거리던 시절, 속으로 욕깨나 했다.

"도대체 이게 뭐냐? 제대로 된 의사라면 병에 안 걸리는 방법을 가르쳐 줘야지 왜 꼭 병에 걸리고 나서야 고장 난 것 빼고, 때우고, 갈아 끼우고… 자동차 수리공도 아니고, 나 이거 원~~."

결국 내 살길은 내가 찾기로 했다. 소독약 안 쓰고 천연재료로 이 안 썩고 잇몸 튼튼해지는 방법이 무엇인가? 제일 먼저 걸려든 것이 초피였다.

초피는 추어탕에 넣는 산초와 같은 과로서 (자세히 들어가면 복잡해지니) 그냥 고급 산초라 생각하면 된다. 초피는 강한 맛의 향신료이면서 강력한 항균 소염 작용이 있어 충치, 풍치, 치은염 예방에 좋단다. 옳거니!

밥 먹고 양치질하고 난 후 초피 한 알을 어금니 잇몸과 뺨 사이에 끼우고 있다가 좌우상하로 옮겨가며 머금었다. 이 요법을 하루에 세 번 내지 네 번, 그 결과는???

그 맛이 얼마나 강한지! 온 혓바닥이 얼얼하면서 마비가 되는 듯했다. 이 대사를 치르고 나면 한동안 맛을 모르겠다. 며칠을 못 버텼다. "아이고 마~~ 말아라! 아무리 이에 좋다 해도 내 이 짓은 못하것다. 시마이!"


## 죽염과의 조우

그 다음으로 만난 것이 죽염이다.

아내가 어디서 죽염이 좋다는 말을 듣고 와 죽염을 권할 때 시큰둥했다.

"소금이 소금이지 이름 좀 다르다고 뭐 별시리 다르겠노? 옛 사람들 치약 없을 때 다 소금으로 양치했는데 와그래 나이만 좀 들면 모조리 이빨이 빠져 합죽이가 됐겠노?"

"그러면 당신은 무슨 뾰족수라도 있소?"

"없지."

그래서 시작했다. 지푸라기라도 잡는 셈 치고. 속는 셈 치고. 아내의 성의를 생각해서.

효과는 대단했다. 죽염요법을 사용하고 난 후 치과에 가는 횟수가 점점 줄어들더니 나중에는 갈 일이 잘 없어졌다. 물론 이것이 전적으로 죽염 덕분인지 아니면 그만큼 치아관리를 잘해서 그런 건지는 정확히 알 수 없다. 아마도 두 가지 요소가 합쳐져 그렇게 되었겠지. 하지만 한 가지 분명한 사실은 그동안 그렇게 애를 먹던 구강 문제가 죽염을 사용한 이후 싹 다 사라졌다는 점이다.

죽염(竹鹽)이 뭐길래 이리도 효과가 좋단 말인가?

이는 1920년대 인산(仁山) 김일훈(金一勳) 선생이 그 방법을 고안해낸 것으로 소금의 품질로 따져 세계에서 둘째가라면 서러워할 우리나라 서해안 천일염을 지리산 왕대나무 통 속에 집어넣고 황토로 밀봉한 후 무쇠가마 안에서 소나무로 불을 때 섭씨 1,000℃ 이상 가열하여 굽기를 아홉 번이나 하여 녹여낸 일종의 신물질로서 세계에서 하나밖에 없는 한국의 자랑스런 발명품이다.

이런 과정을 거친 소금은 일반소금과 그 물성이 완전히 달라지는데 그 중 두 가지만 들면 분자크기가 1/10로 줄어들고 산도(酸度)가 일반 정제염이 PH 3~4로서 산성인데 반해 죽염은 PH 11로서 강알칼리성이다. 이런 물질의 여러가지 효능 중 한 가지만 들자면 각종 실험에서 항염 효과, 즉 균을 죽이는 효과가 탁월하다는 점이 밝혀졌고 임상적으로는 필자의 경험이 대변한다.

이제, 필자의 죽염을 이용한 치아관리법을 살펴보자.

1) 아침 일찍 눈을 뜨면 먼저 오일풀링을 한 후 9회 죽염(아홉 번 구운 죽염)을 칫솔에 듬뿍 묻혀 가볍게 잇몸 마사지 위주로 닦고 물로 헹궈 뱉는다.

2) 아침식사 후 치간 칫솔에 죽염을 묻혀 치아 사이에 끼인 음식물들을 파내고 죽염으로 칫솔질 후 출근.

3) 병원에 도착해서 숭늉같은 연한 커피를 한 잔 마신 뒤 '비온뒤 첫소금'이란 토판염 소금치약으로 양치질. (이 치약은 필자가 사용해본 국내외 여러 치약 중 양치질 후 입안이 가장 개운하고 가장 건강한 치약으로서 2018년 뉴욕에서 열린 Indie Beauty Expo에서 세계 최고의 치약으로 선정된 국산제품이다)

4) 점심 식사 후 죽염 묻힌 치간 칫솔을 사용하고 30분간 눈 붙이고 일어나 커피 한 잔 마신 후 같은 치약으로 양치질.

5) 저녁 식사 후 죽염 묻힌 치간 칫솔질을 하고 자기 전 소금 치약으로 양치질.

6) 차 안에는 9회 구운 자색죽염(紫竹鹽) 알갱이를 비치해 두고 필요시 어금니와 뺨 사이에 머금고 외출 시에는 항상 치간 칫솔을 가지고 다니며 사용한다.

이렇게 하여 나이 60부터 지금까지 7년간, 잘못된 칫솔질로 치아뿌리와 잇몸 사이에 홈이 생겨 긁어내고 때운 것 외에는 특별히 이 아픈 데 없이 잘 먹고 잘 산다.

그럼, 지금부터 치아관리 전반에 대해 세세히 살펴보자.

**칫솔질**

'구강 건강'에 있어서 가장 기본적이고 중요한 것은 뭐니 뭐니 해도 양치질이다. 양치질 중에서 제일 먼저 신경 써야 할 것은 어떤 칫솔을 쓰느냐는 문제다.

1) 부드러운 칫솔

솔은 부드러워야 한다. 나이 들수록 부드러운 솔을 써야 한다. 치아는 노화를 일으키지 않는 유일한 장기다. 잘만 관리하면 죽을 때까지 건강한 치아를 유지할 수 있다. 그런데 나이가 들면 왜 그리 이가 약해지나? 닳아서 그렇다. 딱딱한 것 무리하게 깨물고 드센 칫솔을 오래 사용해서다. 그래서 부드러운 칫솔을 써야 한다.

## 2) 방향을 바르게

치과에 가면 칫솔질하는 법을 가르쳐준다. 옆으로 빗자루 쓸 듯 하지 말고 아래위로 도배질하듯 하라고. 그래야 치아의 결을 따라하게 되고 치아 사이에 낀 찌꺼기도 뽑아낼 수 있다고.

그런데 그게 잘 안 된다. 아래위로 하다 보면 하고 나도 한 것 같지가 않고 하모니카 불 듯 신나게 좌우로 팍팍 돌려대야 뭔가 속이 시원하다. 그 결과 속은 시원한데 이가 시리다.

치근(齒根)과 잇몸 사이에 홈이 생겨 거기에 치석이 끼고 충치가 생겼다. 그래서 이가 시렸다. 그것 하나 긁어내고 때우는데 5만 원, 하나가 아니라 물경 다섯 개나 된다. 도합 25만 원, 재작년(2018)에 필자가 치과에서 받아든 견적서다. 당시 무직 연금생활자였던 필자에겐 예정에 없던 수월찮은 지출이었다. 이번엔 속이 쓰려왔다.


내 딴엔 치과에서 가르쳐준 대로 열심히 따라했는데 왜 이리 되었을까? 그 이유를 알아보기 위해 양치질할 때 입을 쫙 벌리고 거울을 보면서 해보았다. 그랬더니 나도 모르게 아래위로가 아니라 비스듬히 양옆으로 닦고 있는 게 아닌가! 특히 치아의 안쪽 면, 그 중에서도 위쪽 안쪽 면을 닦을 땐 제 마음대로였다.

그 이후로 이 닦을 땐 거울 앞에서 입을 벌리고 칫솔 방향을 보아가며 천천히 살살 닦는다. 확실히 효과가 있었다.

## 이쑤시개, 워터픽, 치실, 치간 칫솔

칫솔질을 해도 잘 해결 안 되는 것이 치아 사이에 낀 음식찌 꺼기다. 젊을 땐 그래도 낫다. 나이 들어 이 사이가 점점 벌어지 면 먹고 나서 무언가 꼭 끼이고 그것 빼내기 전까지 계속 신경 이 쓰인다. 그래서 인간은 여러 가지 도구를 개발해냈다.

### 1) 이쑤시개

식당에서 음식을 먹고 나면 제일 성가신 것이 이 사이에 뭔가 끼었을 때다. 그래서 대부분의 음식점에선 친절하게도 이쑤시 개를 비치해둔다. 하지만 안 쓰는 게 낫다. 끝이 너무 날카로워 잇몸을 다치기 쉽고, 끝은 아주 가는 반면 곧 두꺼워지기 때문 에 꼭 끼인 음식을 잘 빼내지도 못하고 자주 사용할 경우 치아 사이만 더 벌어지게 할 뿐이다.

### 2) 워터픽

한 외국 워터픽 회사의 선전물에 아주 재미있는 동영상이 올 라와 있었다. 옥수수 알맹이 사이사이에 오물이 잔뜩 끼었는데 '칫솔로 닦는다고 없어지더냐?' 하는 메시지였다.

그렇다. 안 없어진다. 그래서 칫솔 외에 무언가가 필요한 데 이때 가장 이상적인 것이 바로 '워터픽(Waterpik, water flosser)'이라 불리는 치간 물청소기다.

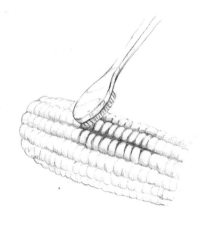

칫솔로 옥수수를 닦는 모습

　이것은 가느다란 고압의 물줄기를 분사하여 이 사이사이를 청소하는 도구로서 치아나 잇몸을 손상시키지 않으면서 구석구석 깨끗이 씻어낼 수 있고 잇몸 마사지 효과도 있기 때문에 가장 이상적인 도구라 할 수 있다.

　그런데 몇 가지 문제가 있다.

　첫째, 전기 코드에 기구를 연결해야 하고

　둘째, 부피가 커서 좁은 집에선 세면대 위 선반에 놓아둘 공간이 마땅찮고

　셋째, 휴대할 수 없다는 점이다.

　이런 이유로 좁은 집에 사는 필자는 아직 해본 적이 없다. 하지만 워터픽 예찬론자로서 동생처럼 가까이 지내는 한 후배 의사는 나에게 이렇게 말한다.

　"형님, 이거 너무 좋습니다. 이것 사용하고 나서는 치과에 갈

일이 잘 없고요, 입냄새도 안 나고요, 스케일링 하러 가면 치석도 잘 없대요. 그런데 이렇게 좋은 걸 왜 치과의사들이 강력하게 환자에게 안 권하는지 이해가 안 가요. 만약 전 국민이 이것 사용하면 치과 문 닫을까봐 그러나? ㅋㅋㅋ"

이런 장난기 어린 증언을 떠나서라도 가장 이상적인 치간 세척기인 만큼 형편이 되는 사람들은 꼭 시행해보기를 권한다.

### 3) 치실

이 역시 좋은 도구이나 사용하기가 번거롭고, 가지고 다니기 불편하고, 남 안 보는 곳에서 해야 한다는 점에서 실천가능성이 떨어진다.

### 4) 치간 칫솔

아마도 대부분의 사람들, 특히 나이 든 이들이 가장 선호하는 방법이 아닐까 생각된다. 나이가 들면 이 사이가 벌어져 뭔가 먹었다 하면 이 사이에 끼어 기분이 안 좋으니 휴대성이 생명이다. 필자도 외출할 때 다른 건 잊어버려도 이놈만큼은 꼭 챙겨 나간다.

여기에는 생긴 모양에 따라 일자형과 기역자형 두 가지로 나눌 수 있다. 우리집에는 이 두 가지가 다 있었다. 처음에 필자는 기역자형을, 아내는 일자형을 선호했다.

필자가 기억자형을 택한 이유는 이렇게 생겨야 입 안 깊숙이 있는 어금니 사이에 쉽게 들어갈 수 있을 것으로 생각했기 때문이다. 그러나 결과는 반대였다. 일자형이 몸체 길이가 짧고 솔 자체가 어느 정도 휘어져 입 안에서 핸들링하기가 보다 쉬웠다. 게다가 휴대성도 보다 뛰어나 이제는 일자형으로 통일했다.

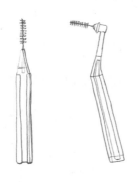

치간 칫솔의 종류

## 혀 관리

혀의 표면에는 돌기가 오돌토돌하게 돋아 있는데 이들은 그 생긴 모양에 따라 성곽모양, 버섯모양, 실모양, 원뿔모양, 잎모양 등 다섯 가지로 나뉘고 이 중 실모양 돌기를 제외하고는 전부 맛에 관여한다.

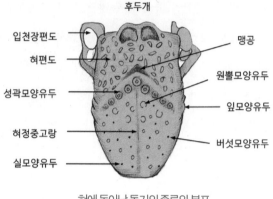

후두개

입천장편도

혀편도

성곽모양유두

혀정중고랑

실모양유두

맹공

원뿔모양유두

잎모양유두

버섯모양유두

혀에 돋아난 돌기의 종류와 분포

혀의 표면이 이렇게 오돌토돌하게 생긴 이유는 혀의 표면적을 넓게 하여 음식물과 혀 사이에 접촉면과 마찰력을 증대시켜 입에 들어온 음식을 잘 다루기 위함이다.

하지만 이러한 구조 때문에 돌기 사이사이 틈새 홈에 음식찌꺼기가 잘 끼이고 입안의 잡균들이 서식하기 좋은 환경을 제공하여 혀표면에 설태라는 것이 생긴다.

돌기    틈새

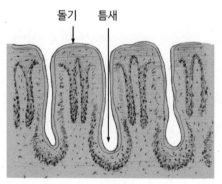

혀돌기 사이 틈새

설태는 한자로 혀 설(舌)자에 이끼 태(苔)를 합성한 단어로서 혀에 이끼가 끼었다는 말이다. 이끼는 어떤 곳에서 자라나? 축축한 습(濕)한 곳에서 자란다. 그래서 한방에서는 설태가 끼었다는 것은 몸이 습하다는 증거로 보았다.

설태는 정상인의 경우에도 엷은 흰색의 박백태(薄白苔)로 나타나고 병적인 경우 그 색깔에 따라 크게 백태(白苔), 황태(黃苔), 흑태(黑苔)로 나눈다.

한의학에서는 이러한 설태를 중요시여겨 그 종류와 상태에 따라 여러 가지 속병을 유추하는데 진단적 가치를 두는 모양이지만 그 문제는 논외로 하고 본 장에서는 설태 자체의 정체에 대해 다루어보기로 하자.


설태가 낀 혀는 병리조직학적으로 어떤 상태일까?

한마디로 혀 표면의 돌기들이 붓거나 과증식한 상태로서 여기에는 입안에서 탈락한 상피세포, 음식물 찌꺼기, 박테리아 등이 치아의 프라그처럼 들러붙어 있다.

상황이 이러하니 어찌 여기서 냄새를 풍기지 않겠는가? 이제부터라도 매일 아침 양치질할 때 거울 앞에서 혀를 내밀어 혀를 관찰해보자.

그리고 혀클리너로 혀를 먼저 닦자. 그래서 혀에 덮인 지저분한 찌꺼기와 세균들을 깨끗이 청소해서 입안을 상큼하게 유지하자.

혀클리너/혀세정기에는 여러 가지 다양한 종류가 나와 있는데 크게 나누면 세 부류다.

- 혀를 긁는 스크레이퍼 형
- 칫솔과 닮은 브러시 형
- 위의 두 가지를 합한 혼합형

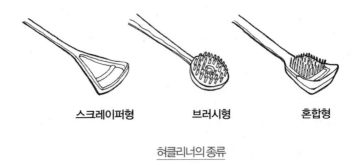

스크레이퍼형          브러시형          혼합형

혀클리너의 종류

스크레이퍼의 장점은 단단한 걸개로 혀 위에 덮인 설태를 잘 긁어내린다는 점이고 브러시형은 틈새 사이에 낀 찌꺼기를 잘 파낸다는 점이고 혼합형은 이들의 장점을 살려 복합적으로 만든 제품이다.

횟수는 하루에 한 번, 때는 크게 상관없으나 아침에 하는 것이 하루를 기분 좋게 지내는 방법이다.

사용방법은 혀를 내민 후 세정기를 혀뿌리 쪽까지 넣어 혀끝 방향으로 서서히 부드럽게 긁어내린 후 세정기에 묻은 누런색의 찌꺼기를 흐르는 물에 깨끗이 씻은 후 장소를 옮겨가며 같은 방식으로 몇 번 반복한다.

긁어내릴 때 너무 세게 긁지 말고, 한 번 긁어내린 세정기를 씻지 않고 다시 사용해서는 안 된다.

너무 세게 긁으면 돌기에 상처를 줄 수 있고 씻지 않고 다시 사용하면 기껏 긁어낸 설태를 도로 갖다 붓는 결과를 초래하기 때문이다.

혀클리너를 사용하면 설태를 감소시키고, 입안을 깨끗하게 하여 입이 상쾌한 느낌이 들고, 입냄새를 줄이며, 맛 감각기(taste bud) 위에 붙어 있던 쓰레기들을 치움으로 해서 미각이 보다 예민해지는 효과를 볼 수 있다.


## 구강 관리는 오일풀링으로


서양의학의 관점과는 달리 동양에서는 인체 내 각 장기가 기(氣)의 흐름으로 서로 연결되어 있다고 보았다. 그리하여 중국의 경우 혀는 그와 연결되어 있는 여러 몸 속 장기의 건강 상태를 나타내는 창(窓)이라 보고 이를 속병 진단에 활용하였고 인도에서는 각 장기에 쌓인 독소를 몸 밖으로 내보내는 배출구로 보아 혀에 모인 독소를 제거하기 위해 기름을 이용하는 방법을 고안했는데 이것이 바로 오일풀링이다.

이 방법은 오래 전부터 내려온 인도의 민간요법 중 하나로서 문헌상으로는 최소한 3,000년 전에 쓰인 〈아유르베다(Ayurveda)〉라는 인도 전통의료서적에 카발라 그라하(Kavala graha or Gandoosha)란 이름으로 기술된 것인데 1990년대에 인도인 의사 카라치(F. Karach)가 'Oil pulling'으로 소개함으로써 '오일풀링'이란 명칭으로 굳어졌다.

## 오일풀링 방법

아침에 일어나서 아무것도 먹지 않은 공복상태에서 약 15~20cc의 오일(숟가락 하나 가득)을 입 안에 넣고 15~20분간 혓바닥으로 온 입안을 굴리고, 식사 후 물로 입을 행굴 때처럼 이를 다물고 볼을 불린 후 힘껏 울룩불룩 하면서 기름이 혀뿐 아니라 치아와 잇몸 그리고 이 사이사이에 잘 스며들도록 한 후 입에 있는 기름을 뱉어내고 물로 입을 행군 후 가볍게 양치질을 한다.

아침에 하는 이유는 입안의 박테리아가 아침에 가장 많이 증식해 있기 때문이고 공복에 해야 하는 이유는 소화기관과 면역기관의 에너지 배분 문제 때문이다. 인체 내 어떤 시스템이 돌아가려면 에너지가 필요하고 그 에너지는 우선순위에 따라 배분되는데 소화기관이 면역기관보다 우선순위가 높아 음식을 먹게 되면 대부분의 에너지가 소화기관으로 몰리게 되고, 면역기관은 가동이 중단되기 때문이다.

오일은 어떻게 입안의 균들을 포획하고 살균할까? 여기에 대해 지금까지 연구된 바는 다음과 같다.

1) 오일은 박테리아 세포막에 있는 지방층을 잡아당겨 오일에 들러붙게 만들고, 오일풀링 과정에서 항산화제가 생성되어 미생물의 세포벽을 파괴하여 죽인다.

2) 참기름에는 클로로세사몬이라는 곰팡이를 죽이는 항진균 성분이 있고 참깨가 함유한 고도불포화지방산은 활성산소 같은 프리라디칼에 의한 구강피해를 감소시킨다.

3) 코코넛유나 올리브유는 항염, 항균효과가 있다.

## 오일풀링용 기름

오일풀링에는 식물성 기름을 사용하는데 전통적으로는 참기름을 사용해왔고 이 방법이 세계적으로 퍼져나간 후에는 올리브유, 코코넛오일, 해바라기씨유 등을 더 많이 사용하는데 이 중 코코넛오일을 최고로 친다.

오일은 가능한 한 유기농 제품으로서 압착식으로 추출한 제품을 사용하고 일반 플라스틱 용기는 오염물질이 녹아들어갈 가능성이 많으므로 고밀도 폴리에틸렌 용기(산, 알칼리, 열에 강한 친환경 플라스틱으로 용기 뒷면에 HDPE라 표시), 유리병, 스테인리스 용기에 담겨 판매되는 오일을 사용하는 것이 좋다.

### 오일풀링의 효과

1) 치석 및 설태 방지

2) 충치 예방

3) 치은염(잇몸염증) 완화

4) 치아의 미백효과

5) 입냄새 감소

6) 목구멍 및 성대관리에 효과

7) 전신 건강 증대

충치의 원인은 주로 구강위생 불량, 과도한 당분섭취, 박테리아의 번식, 그리고 치석 등인데 이 중 치석이 충치를 유발하는 과정은 다음과 같다.

치석은 침과 함께 음식찌꺼기와 박테리아로 구성되어 있는데 이 속에 있는 박테리아가 음식찌꺼기를 분해하면서 산을 발생시키고 이 산이 치아의 에나멜층을 부식시켜 구멍을 뚫는다. 또한 치석에 있는 박테리아는 주변잇몸에 침범하여 염증을 일으키고 출혈을 야기하여 치은염의 원인이 된다.

오일풀링은 치아와 잇몸에 막을 입혀 박테리아들끼리 들러붙는 것을 막아 치석형성을 방해하고 입안의 유해 박테리아를 감소시킴으로써 치석 및 설태를 방지하고 나아가 충치, 치은염을 예방 내지 완화시키는 것이다.

이러한 효능은 이차적으로 깨끗한 치아를 만들어 미백 효과도 있고 설태, 충치, 치은염 등이 만들어내는 입냄새도 줄이는 효과를 가지게 된다.

인후염, 편도선염 같이 목구멍 근처에 염증이 있을 때 오일풀링을 하면 목구멍이 시원해지고, 성대에 가래가 잘 끼어 말소리가 자주 끊기고 노래 소리가 시원찮을 때 오일풀링을 하면 가래가 묽어지며 목소리가 맑아지는 것을 경험할 수 있는데 이는 입안의 염증완화 효과가 바로 인근에 있는 부분까지 영향을 미치는 것이 아닌가 생각된다.


마지막으로, 전신 건강 증대에 관해 생각해보자.

'아유르베다'의 이론에 따르면 혀는 심장, 신장, 폐, 소장, 척추 등과 연결되어 있고 오일풀링은 이들 장기로부터 발생되는 여러 독성물질을 침을 통해 배출시키는데 도움이 된다. 그리고 오일풀링을 하면 침 속의 효소를 활성화시켜 피 속에 있는 화학물질, 박테리아 생성물질, 환경물질에서 나오는 독소를 흡수하여 혀를 통해 몸으로부터 제거한다. 결과적으로 디톡스 효과와 함께 몸을 정화한다고 믿는다.

하지만 이 가설은 구강점막은 반투막이 아니기 때문에 몸속의 독소가 혈액으로부터 점막을 통과해 나올 수 없다는 점에서 많은 논쟁거리를 제공하고 쉬 납득하기 어렵다.

그래서 입안의 문제해결이 전신 건강에 영향을 미칠 수 있다는 설명이 더욱 설득력이 있어 보인다.

구강 내에는 몇십 억의 미생물이 살고 있는데 이 중에는 심혈관질환이나 당뇨병 등 전신질환을 유발하는 균들도 많아 고령이나 면역력이 떨어진 환자에서 충치 같은 구강 내 질환을 가볍게 여기고 방치했다가 치명적인 다른 질환(특히 심장)에 걸린 환자도 심심찮게 보아왔다.

오일풀링이 입안에 있는 여러 가지 박테리아, 바이러스, 프로토조아 등 전신질환을 유발하거나 인체의 면역체계를 무너뜨리는 나쁜 균들을 포획하여 배출함으로써 전신의 면역력을 증대시키고 결과적으로 독소배출에 효과가 있다.

한 가지 분명한 사실은 입속이 건강하면 전신 건강에 도움이 된다는 것이다.

밖에서 들어가든 안에서 나오든 아무튼 구강 건강과 전신 건강은 서로 밀접한 관련이 있으므로 구강 건강을 잘 지키는 것이 전신 건강을 지키는 한 방편인 것만은 분명하다.

**금기 및 주의사항**

1) 오일풀링 후 삼키면 안 된다. → 균과 독소 덩어리를 먹는 것과 같다.

2) 입안이 헐었거나 상처가 있을 때는 하면 안 된다. → 농축된 균과 독소를 혈액 속에 들여보내는 것과 같다.

3) 천식 등 발작적 기침이 잘 나는 사람이나 침대에 누워서 생활하는 노약자는 하지 않는 것이 좋다. → 기름이 기도로 넘어가 흡인성 지방성 폐렴을 유발할 수 있다.

4) 잘 토하는 경향이 있는 사람. → 상상에 맡김.

마지막으로, 오일풀링 후 기름을 어떻게 처리할 것인가?

'페이퍼 티슈에 뱉어서 trash can(옥외용 큰 쓰레기통)에 버려라!' 이것이 영어권 자료에 나와 있는 답이다.

하지만 20cc라는 적지 않은 양의 오염된 기름을 매일 쓰레기통에 버린다? 말은 쉽지만 실천하기가 만만치 않다.

그래서 필자는 처음에 변기에 뱉어 물을 내렸다. 그랬더니 변기에 기름이 묻어서 지저분했다. 다음으로 세면기에 물을 틀어놓고 천천히 뱉었다. 세면기에도 기름때가 앉는다. 그 다음에 들었을 마누라 잔소리는 군이 설명할 필요가 없을 것 같다. 골머리 끝에 아이디어가 떠올랐다.

다행히 우리집 수도꼭지는 어느 정도 좌우로 돌아간다. 그 꼭지를 최대한 좌로 돌려놓아 물이 세면대의 경사진 면에 떨어지게 만든 후 뜨거운 물을 약하게 틀어놓는다. 그러면 세면기에 물이 고이지 않고 계속 흘러 내려가게 된다. 이 때 입을 오므리고 세면대 반대켠 물구멍에 입 안에 있는 기름을 방울방울 투하하면 세면대에 기름흔적 없이 처리된다.

그렇게 잘 하다가 이사를 하게 되었다. 세면대 구조가 다르고 수도꼭지가 안 돌아가 오일방울 투하에 문제가 생겼다. 또다시 변기로 생각이 돌아왔다. 머리를 굴린 끝에 크리넥스 세 장을 변기 수면 위에 살포시 포개 놓고 머리를 숙이고 입에 든 오일을 조금씩 투하했다. 휴지 밖으로 번지지 않았다. 즉시 물을 내렸다. 변기 벽에 지저분하게 묻던 것이 보이지 않았다.

세면대나 변기에 뱉지 말라는 이유는 나중에 기름이 굳어 관이 막힐 수 있기 때문이다. 하지만 필자의 방법처럼 뜨거운 물을 계속 틀어놓고 방울방울 흘려보내면 그러한 부작용은 최소한으로 줄일 수 있을 것으로 생각되며, 관 막혔다고 난리치는 소리는 아직 들은 적 없다.

# 목 관리

30여 년 전, 아파트에 지하주차장이란 개념이 잘 없던 시절, 공휴일 아침에 늦잠 좀 잘라치면 주차장에서 울려대는 자동차 경적 소리와 고함 소리에 종종 잠을 설쳤다. 부족한 주차 공간 때문에 이중주차한 차 빨리 빼라고, 남들이야 잠을 자건 말건, 온 아파트가 떠나가도록 경적을 울려대는 소리와 이에 참다 못한 주민들이 창을 열고 "야 이 쎄빠질 놈아!" 하고 질러대는 고함 소리로 시끄러운 아침의 나라를 증명하였다.

식당에 가면 한 테이블에 서너 명이 앉았을 경우 옆 테이블 사람들에게 폐가 되든 말든 큰 소리로 떠들어댄다.

노래방에 가면 반주기와 마이크 볼륨이 얼마나 큰지 노래 시작했다 하면 옆 사람과의 대화는 아예 포기해야 한다. 일본과는 참으로 대조되는 대목이다. 그래서 업주에게 물었다. 왜 저리도 볼륨을 크게 맞춰놓았냐고. 돌아온 답은 저렇게 올리지 않으면 손님들이 노래 부를 맛이 안 난다고 난리를 쳐서 어느 집이나 그 정도로 다 올려놓았단다.

거리에서는 걸핏하면 시위를 하면서 확성기를 틀어놓고 다른 사람들 고막에 기스가 가든 덴싱이 가든 나와는 상관없다는 듯이 고래고래 고함을 질러대고 즉석에서 단속해야 할 경찰관 나리들은 귓구멍에 귀마개라도 꼽고 왔는지 소 닭 쳐다보듯 눈만 멀뚱거리고 있다.

이러한 소음공해는 설교시간에도 예외가 아니다. 많은 목회자들이 고함을 지르지 않으면 설교가 안 되는 줄 아는 모양이다. 나같이 음에 예민한 사람은 그런 소리 들으면 은혜가 오다가도 도망간다.


## 목청 좀 아끼며 살자


교사나 교수나 설교자나 일생동안 말로 먹고 살아야 할 사람들이다. 이들에게 목이야 말로 생명줄이다. 그런 목을 평소에 잘 가다듬고 보호해도 많이 쓰고 오래 쓰다 보면 손상이 가기 마련인데 왜 그리 감정에 충실해서 50대 중후반에 이미 맛이가, 꺽~꺽~ 쉰 목소리로 듣는 사람 괴롭게 만드는지 알다가도 모르겠다.

목소리의 중요성은 비단 이들에게만 국한된 문제가 아니라 우리 모두의 문제이다.

우리 인체 부위 중 성대(聲帶)만큼 홀대받는 장기가 또 있을까?

남과 비교해서 내 목소린 왜 이러냐고 불평하는 사람은 보았어도 이런 목소리나마 내 마음대로 소리를 내고 말을 할 수 있어서 참 감사하단 말 하는 사람은 아직 보지 못했다. 죽을 때까지 아무 장애 없이 말할 수 있는 것을 너무나 당연하게 여기나 보다.

하지만 후두암 등으로 성대를 잘라내는 바람에 말을 제대로 할 수 없어 목에 기구를 부착하고 폐에서 끌어올린 공기로 말을 만들어내려는 사람들의 그 눈물겨운 모습을 한 번이라도 보고나면 생각이 달라질 것이다.

인간은 사회적 동물이다. 사회적 존재가 되기 위해선 타인과의 소통이 전제되어야 하고 그 소통에 있어서 말은 가장 중요한 매개체로 작용한다. 그러한 말을 할 수 있게 해주는 성대에게 감사하고 그를 아끼고 잘 간수하는 것은 인간의 기본적인 의무가 아닐까?

목 관리! 아무리 생각해도 별스런 게 없다.

앞서 〈구강 관리는 오일풀링으로〉 편에서 나온 '오일풀링'만 해도 목청이 청아해진다. 성대 보호한답시고 아침마다 날계란 먹을 것도 없고, 그냥 목청만 좀 낮추면 된다.

말할 때 큰소리 좀 치지 말고, 화 난다고 고래고래 고함지르지 말고, 노래할 때 악 좀 쓰지 말고, 시냇물 졸졸거리듯 말하며 시냇물 흘러가듯 그렇게 살아가면 내 인생이 평온하고 이 세상이 조용해질 것이다.

그리하여 '시끄러운 아침의 나라'라는 오명을 벗어던지고 '고요한 아침의 나라', 'the Land of Morning Calm'을 회복해야 하지 않겠는가?


## 목덜미를 조심하라

### 예방주사 맞기 싫어하는 의사

\# scene 1

겨울이 되면 직원들에 대한 독감예방접종 공고가 붙고 직원 식당 앞에서는 간호사들이 책상에 직원명부를 올려놓고 명단을 확인해가며 점심 먹으러 오는 사람들 접종을 해준다.

내가 지나갈 때 직원이 "교수님, 예방접종 하셔야죠" 하면 "오늘은 바빠서" "오늘은 몸 컨디션이 안 좋아서" 하고 비껴가다 마지막 날은 도무지 핑계거리가 없어 "이딴 걸 왜 맞니? 난 안 맞아!" 하고 끝낸다.

그랬더니 작년에는 담당직원이 아예 미리 약을 재놓은 주사기를 들고 내 방에 찾아와 "교수님! 좀 살려주이소. 이거 교수님들은 한 분도 빠짐없이 필히 접종을 해야 하는데 교수님 자꾸 안 맞으시면 우리가 곤란해집니다" 하면서 반강제로 소매를 걷어 올렸다.


# scene 2
집에 오면 아내가 묻는다.
"오늘 예방주사 맞았어요?"
"아니."
다음 날,
"오늘 예방주사 맞았어요?"
"아니."
그 다음 날,
"오늘 예방주사 맞았어요?" 하면
또 다시 "아니" 소리하기 곤란하여 "으~~웅" 하고는 얼렁뚱땅 넘어간다.

수년 전 아시아에 신종플루가 유행할 때 외국을 다녀왔다. 병원에 출근한 날부터 감기기운이 조금 있었다. 그 이튿날 아침 예고도 없이 신장내과의 김 교수가 내 방에 찾아왔다. 다소 이례적인 일이다. 아마도 신장이식환자 상태가 갑자기 나빠져 도플러 초음파검사를 부탁하러 왔겠거니 생각했다.

"김 교수님이 아침부터 내 방에 어인 행차십니까?"

"한 교수님 감기 걸리셨다면서요?"

"아니! 그걸 김 교수가 어떻게 알지? 병원에 스파이라도 심어 놓았나?"

나는 출근해서 주차장에 차를 대고 내리면 주차관리요원들로부터 경례 받고, 건물 안에 들어서면 1층 안내데스크의 간호사 인사 받고, 경사로를 따라 2층으로 올라가 왼쪽으로 꺾어 초음파실 문을 열고 들어가면 초음파실 직원 인사 받고, 제일 안쪽에 있는 내 방에 쏙 들어가고 나면 하루 종일 만나는 사람이라고는 환자, 초음파실 직원, 레지던트, 점심시간에 식당에서 매일 같은 시간에 같은 자리에 앉아 먹는 타과 교수 세 사람, 그리고 어쩌다 한 번씩 찾아오는 타과 의사들이 전부다.

다시 말해 출근하고 나면 구중궁궐 안에 있는 것 같이 독립된 공간 안에서 지내는 내가 감기를 심하게 앓은 것도 아니고 감기 기운 조금 있는 상태인데 어이하야 내과 여교수가 내가 감기 걸렸다는 사실을 알고 아침 회진 돌다 말고 전화도 없이 이렇게 불쑥 찾아올 수가 있느냐? 그 메커니즘이 도무지 이해가 가지 않아 갸우뚱 하고 있는데,

"그래서 말씀인데요, 제가 교수님 드리려고 '타미플루' 처방해서 갖고 왔으니 이 약 드세요" 하면서 약 한 박스를 건넨다.

"아니, 내가 이 약을 왜 먹어야 하지요?"

"요즘 신종플루 때문에 병원에도 비상이에요. 만에 하나 교수님이 '플루'로 입원이라도 하거나 격리되어 안 계시게 되면 우리 신장내과가 그야말로 비상사태에 빠지게 되니까요."

내과 교수는 약을 책상 위에 올려놓고 꼭 먹으라는 당부를 하고 나간다. 그래서 곰곰이 생각해보았다. 내가 이걸 먹어야 하나? 말아야 하나?

나의 존재가치를 참으로 높이 평가하여 부탁하지도 않은 약까지 자기 돈으로 지어와 바치는 그 갸륵한 성의를 봐서라도 먹어줘야 하겠고, 또 한편으로는 '이거 혹시 내가 진짜 신종플루 걸린 것 아니야?' 하는 일말의 불안감을 봐서라도 먹어서 손해볼 것 전혀 없는 장산데….

몇 분 후 나는 그 약을 통째로 쓰레기통에 던져넣었다.

왜 그랬을까? 나는 왜 독감예방주사를 기피할까? 그 이유를 지금부터 읊어보자.

독감(毒感)이란 게 무언가? 감기와 균이 다르니 어쩌니 할 것 없이 쉽게 말해서 감기 치고 좀 독종이란 말 아니겠나. 감기가 무언가? 겨울철에 지구상의 인간이 가장 많이 걸리는 병, 다른 말로 참으로 흔한 병 아니겠나. 그런데 이런 병 하나 스스로 이겨내지 못하고 예방백신에 의지해야만 한다면 만약의 경우 백신이 없거나 맞을 수 없는 상황이 되거나 새로운 변종바이러스가 출현할 경우 불안해서 어찌 살아가겠나?

그런데 실제로 요즘 감기만 한 번 걸렸다 하면 늙은이든 젊은이든 몇 주씩 골골거리며 고생하는 모습을 자주 본다. 과거에는 감기 걸려서 이렇게까지 고생은 안 했다. 왜 이리 됐을까? 그 사이 감기 균들이 그만큼 독해졌나?

천만의 말씀!

독감이나 신종플루 같은 특수한 바이러스들은 계속 진화해 나가면서 자꾸만 독해지지만 일반 감기 균은 예나 지금이나 별반 달라질 게 없다. 결국은 현대인들의 인체저항력 저하 및 그렇게 만드는 생활환경 때문이다.

내가 타미플루를 버린 건 내가 비록 그 플루에 걸렸다 치더라도 내 스스로의 힘으로 바이러스와 한 번 싸워보고 싶었기 때문이다. 내 면역력을 테스트 해보고 싶었고 자신도 있었다.

만약 내가 져서 목숨을 잃는다면 까짓 거 죽지 뭐. 이딴 것 하나 못 이겨내는 저항력으로 다음에 신종플루가 아니라 특급플루가 오면, 그래서 백신도 개발되기 전이라면, 어떻게 살아남겠나?

그리고 나는 평소에 하던 대로 나만의 감기치료요법에 돌입했고 다른 때와 마찬가지로 딱 사흘 만에 완쾌되었다. 이때가 필자의 나이 63세 때다.

그럼, 이제부터 필자의 감기 예방 및 감기 퇴치 사흘 작전의 노하우를 전수해보자. 요즘 전 세계에 기승을 부리고 있는 신종 변형 코로나 바이러스 예방법도 이와 다르지 않으니, 꼭 실천해보기 바란다.

## 감기 사흘 만에 낫는 법

### 1) 초전박살

대개 사람들은 감기기운이 조금 있으면 그대로 두었다가 못 참을 정도가 되어야 법석을 떠는데 나는 코가 약간 찡~~하다 목이 뭔가 새~끈하다 싶으면 그 즉시 조리모드로 들어간다.

초창기엔 아내가 뭘 모르고선, "아이고, 또 시작됐다. 무슨 산후조리 들어가요? 무슨 남자가 이래 엄살이 심하노?" 하다가 요즘은 본인도 나 따라한다. 감기는 초반에 바로 잡지 않으면 오랫동안 고생해야 한다는 사실을 이제 본인도 알게 된 것이다.

## 2) 충분한 휴식과 수면

감기에 걸렸다 싶으면 사흘 동안은 직장만 다녀오고 무조건 쉬면서 전투태세에 들어간다. 이는 야생동물들이 병에 걸리면 동굴 속에 들어가 꼼짝 않고 웅크리고 있는 것만으로도 자연치유되는 것과 같은 원리로서, 에너지를 다른 곳에 낭비하지 않고 오로지 감기 바이러스와 싸우는 데 집중하는 것이다.

## 3) 안에서나 밖에서나 가습기를 틀어라

겨울에는 공기가 건조해지고, 공기가 건조하면 호흡기 점막의 표면에 붙어 있는 섬모(cilia)의 운동기능이 떨어진다. 이 섬모는 코털과 함께 우리 기도로 들어오는 먼지 등 나쁜 이물질들을 밖으로 배출하는 기능을 하는데, 이들이 운동을 잘 안 하면 인체방어기능이 그만큼 떨어지므로 항상 촉촉하게 유지해야 한다. 그래서 겨울철에는 집이고 사무실이고 가습기는 필수품이고 가능한 많이 틀어놓아 호흡기계에 붙어 있는 섬모가 항상 촉촉이 젖어 있게 해주는 것이 좋다.

## 4) 천정에서 나오는 중앙난방을 최소화

요즘은 거의 모든 사무실이 중앙난방시스템이다. 이 서양식 난방은 데운 공기를 닥트를 통해 천정에서 내뿜는 방식인데 이것이 공기를 건조하게 만드는 주범이다. 그래서 필자는 겨울철 아침에 출근하면 제일 먼저 가습기를 틀고 중앙난방은 끄고 좀 춥더라도 전열기를 켜 놓고 수시로 창문을 열어 환기를 시킨다.

## 5) 충분한 수분 섭취와 체온을 올리는 생강차

감기에 걸리면 더운 물을 자주 마셔 탈수를 보충하고 체온을 올려줄 차를 자주 마신다. 병원에서는 주로 따끈한 꿀물에 생강가루를 풀어 마시고 집에서는 생강을 푹 고아서 뜨거운 차로 만들어 수시로 마신다(시중에서 생강차라 파는 티백은 효과 없다).

생강은 체온을 올리고 꿀은 비타민C 및 양질의 당을 공급하므로 에너지 보충에 좋다. 체온이 중요한 이유는 체온이 높으면 그만큼 혈액이 많이 공급되어 면역력을 증강시키기 때문이다. 체온을 1도 올리면 인체의 면역력이 약 30%나 증가하게 되며 체온을 올리는 차로는 홍차, 생강차 등이 있고 홍차에 생강가루를 타서 마시면 서로 상승 작용까지 나타낸다 하니 감기 걸렸을 때 최상의 궁합이라 할 수 있다.

한편 녹차와 커피는 체온을 떨어뜨리는 차이므로 감기가 걸렸을 때는 안 마시는 게 좋다.

## 6) 영양섭취를 잘 할 것

감기는 일종의 소모성 질환이므로 에너지를 잘 공급해주어야 하고 특히 단백질을 많이 섭취해야 한다.

### 7) 비타민C를 다량으로

감기에 걸리면 비타민 C 1,000mg짜리를 삼시 세끼 식후 복용한다. 비타민 C는 참으로 경이로운 물질로서 그 효능이 아직 밝혀지지 않은 부분도 많다. 이를 감기 때 다량 복용하는 이유는 쉽게 설명해서 모든 인체 세포의 대사과정에 활력을 불어넣기 위함이다.

### 8) 죽염 가글 및 비강세척

감기에 걸리면 균이 제일 먼저 침범하는 곳이 호흡기, 그 중에서도 찬 공기에 바로 노출되는 비강과 비인두 부분이다.

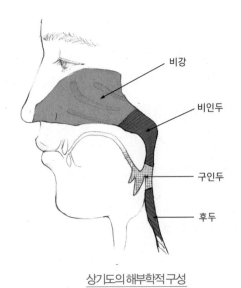

비강

비인두

구인두

후두

상기도의 해부학적 구성

집에 돌아오면 손부터 씻고 3회 구운 생활죽염으로 목구멍 가글을 하고 비강세척기에 따뜻한 물을 담고 죽염을 풀어 비강 세척을 한다.

그렇게 되면 소금기가 상기도를 소독하고 죽염의 오묘한 효능이 비강점막을 튼튼하게 함과 동시에 코털과 비강점막을 촉촉하게 유지시켜 이들의 기능을 최적화시킨다.

또한 콧물이 말라붙는 것을 방지하여 코딱지가 잘 앉지 않고 끈적끈적한 점액 분비물을 묽게 만들어 억지로 코를 풀지 않아도 주입하는 죽염수를 따라 자연스레 흘러내린다. 그 결과 비강 내부가 깨끗이 청소되어, 이를 하고 나면 콧구멍이 뻥 뚫려 코가 막히지 않고 숨쉬기가 한결 수월해진다.


## 9) 샤워, 목욕, 머리감기를 자제

우리 어릴 때만 해도 감기가 들었다 하면 어른들이 머리도 못 감게 했다. 왜 그랬을까? 의사의 입장에서 곰곰이 생각해보면 감기에 걸렸다고 해서 머리를 감거나, 샤워나 목욕을 하는 것이 나쁠 이유가 전혀 없다. 오히려 땀 등 노폐물을 씻어내고 뜨거운 물로 혈액순환을 잘 시켜주니 도움이 되지 않겠는가? 그런데 뭐가 문제란 말인가?

문제는 옷을 벗는 순간 찬 공기에 노출되고, 벗고 들어간 샤워실이나 욕실 내부의 온도가 낮아 또 다시 추위에 노출되고,

욕실에서 나왔을 때 옷을 다 벗고 있기에는 낮은 방안 온도에 다시 노출되고, 수건으로 닦은 후 몸에(특히 털이 있는 부위) 남아 있는 물기가 체온을 떨어뜨리기 때문이다.

하지만 꼭 해야 할 경우에는 어떻게 해야 할까?

1. 먼저 방안 공기를 충분히 올리고, 가능하면 전열기도 켜 놓는다.

2. 샤워실에는 벽에 거치하는 순간 온열기를 설치해 놓으면 가장 이상적인데, 그것이 없을 경우 옷 벗고 들어가기 전 먼저 뜨거운 물을 벽 쪽으로 틀어놓아 실내가 더운 증기로 차게 한다.

3. 옷을 벗고 샤워실로 들어가 샤워를 한다.

4. 샤워한 후 나와서는 물기가 남아 있지 않도록 수건으로 온몸을 꼼꼼히 닦는다.

5. 드라이기로 겨드랑이, 사타구니, 발가락 사이사이, 머리카락 순으로 구석구석 잘 말린 후 옷을 입는데 특히 털이 많은 머리는 완전히 말려야 한다.

## 10) '란닝구' 요법과 '수면양말'

지금까지 기술한 것을 모두 실천한다 해도 이것을 하지 않으면 전부 헛수고라 할 만큼 중요한 것이 하나 있으니 (필자가)

이름하여 '란닝구 요법'이다.

감기가 무언가?

일반용어로서 뿐 아니라 의학 용어로도 'common cold'다. 한마디로 찬 공기 때문에 오는 병이다. 그렇다면 찬 공기로부터 인체를 보호하는 것이 감기 치료의 가장 기본이다. 헌데, 외출을 할 때는 두꺼운 옷에 목도리에 마스크까지 완전무장하고 나가면서 집에만 돌아오면 홀라당 벗고 파자마로 갈아입고 양말도 벗고 무장해제 상태로 지낸다.

그리 되면 목과 발은 완전히 무방비 상태로 노출되는데 특히 목을 내놓는다는 것은 적군의 칼 앞에 목을 내주는 것과 다를 바 없다. 이유인즉슨 목은 파자마 밖으로 드러난 신체부위 중 심장과 가장 가까워 이 부위가 노출되면 추위가 몸통에 바로 전달되기 때문이다.

그러므로 집에 돌아와서도 목을 노출시키지 않는 것이 무엇보다 중요한데 문제는 손수건, 머플러, 수건 같은 장비로는 목 전체를 완벽하게 감싸지도 못할 뿐 아니라 이물감 때문에 오래 하고 있을 수가 없다는 점이다.

이런 목적에 가장 합당한 도구가 하나 있으니 그건 바로 옛날부터 '란닝구'(running shirts)라 불리는 남자용 메리야스다.

이것을 대각선으로 접은 후 접혀진 부분을 목 앞으로 두르고 양 끝을 목 뒤에서 묶은 후 그 위에 잠옷을 입으면 목 전체를 빈

틈없이 완벽하게 커버할 수 있을 뿐 아니라 재질이 면이기 때문에 이물감도 없고 땀도 잘 흡수하므로 밤에 잘 때도 착용한 채 잘 수 있다.

목을 감싸고 나면 이제 남은 것은 발이다. 양말은 갑갑해서 못 신고 이럴 때 안성맞춤인 것이 면으로 된 풍덩한 수면양말로서 이 역시 잘 때도 신고 잘 수 있다.

이 두 장비로 무장을 하고 집에서 편안히 쉬며 따끈한 생강차에, 꿀물에, 먹고 싶은 것 먹으며 소파에 편안히 기대어 눈감고 있으면 한두 시간 내로 몸이 훈훈해지면서 나중에는 진땀이 날 정도로 더운 기운을 느낄 수 있다.

이러한 방법으로 필자는 퇴임할 때까지 젊은 직원들이 감기로 몇 주씩 고생할 때 딱 사흘 만에 감기에서 해방되었다.


## 감기 예방법

이 부분에 관해서는 굳이 따로 설명하지 않아도 이미 위에서 답은 다 나왔다. 그래도 간단히 정리를 해보자면 다음과 같다.

### 1) 외출 시 목 보호

겨울철 외출 시 제일 중요한 것은 찬 공기로부터 목을 보호하는 것이다. 많은 사람들이 추운 겨울날 외출 시 옷은 두껍게 껴 입으면서 목도리를 안 한 사람을 종종 보게 되는데 이는 보온 을 거꾸로 하는 것이나 다름없다. 목도리만 든든하게 하고 나가 면 옷은 그리 두꺼울 필요가 없다.

필자는 추운 겨울 외출 시 양복 위에 따뜻한 머플러를 두를 뿐 아니라 노타이셔츠 안에는 손수건으로 한 겹 둘러 이중으로 목을 감싼다. 이는 외출복을 가운으로 갈아입고 일하는 실내에 서도 목을 노출시키지 않기 위함이다. 여름이라도 실내 에어컨 공기가 좀 차다 싶으면 목수건은 항상 하는 편이다.

### 2) 모자를 쓴다

원래부터 머리숱이 적거나 나이 들어 머리가 이마처럼 드러 나는 사람들은 겨울철 외출 시 필히 모자를 써야 한다. 겨울철 바깥 찬 공기에 체온을 빼앗기는 양의 70%가 머리로부터 일어 나고 모자를 쓰고 안 쓰고에 따라 체감온도는 7도나 달라진다 고 한다.

### 3) 그 외

실내 난방 종류에 따른 실내 공기 환기, 가습기 사용, 코 세정 의 생활화 및 집안에서의 란닝구 요법과 수면양말 등을 실천하 면 감기에 걸리는 일이 거의 없다.

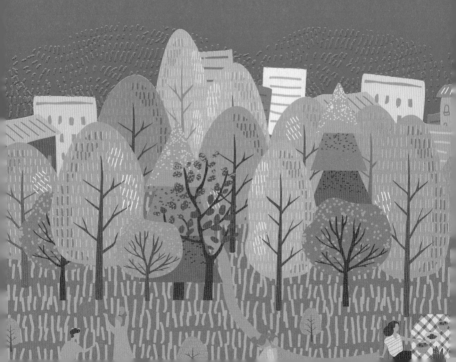

4장

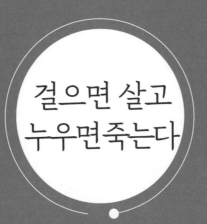

걸으면 살고
누우면죽는다

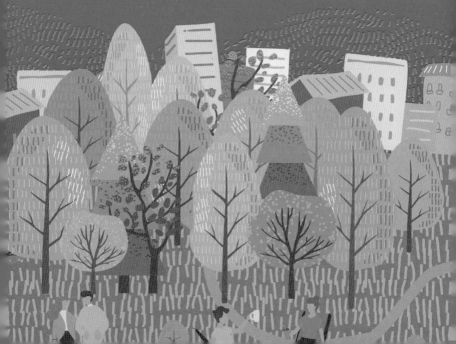

# 소식다동

10년도 더 전에 보았던 다큐멘터리 프로그램이 오랫동안 기억에 남아 있다. 그 내용과 장면이 충격적이었기 때문이다.

내용인즉슨 미국의 한 인디언보호구역 안에 사는 인디언들의 당뇨병 실태에 관한 것으로서, 그곳에 거주하는 대부분의 성인이 매일 인슐린 주사를 맞아야 할 정도의 심한 당뇨병을 앓고 있었다.

한 인디언이 일회용 주사기로 인슐린을 스스로 주사하는 장면과 함께 화면에 클로즈업된 그의 그 원망어린 얼굴표정이 영원히 내 뇌리에 남아 있다.

그들은 왜 거의 전원 당뇨병에 걸려야 했으며 그는 누구를 그리고 무엇을 원망했을까?

우리나라에서 '인디언' 하면 인도사람(Indian)이 아니라 주로 미국 원주민을 연상시키는데 이는 아마도 1960~1970년대 한국에서 한창 인기를 끌던 할리우드 서부극 영화에서 그들을 인디언이라 부르던 데서 유래한 것이리라.

이들 종족의 기원에 대해서는 여러 가지 설이 있지만 2007년 이후부터 정설로 받아들여지는 학설은 최소 12,000년 이전에 아시아 대륙의 동북부(현 러시아 지역)에 살던 몽골로이드 계통의 인종이 아시아와 북아메리카를 잇는 베링해협을 건너(당시에는 두 대륙이 이 지점에서 붙어 있었을 것으로 추정) 알래스카로 넘어가 북미와 남미대륙으로 흩어져 오늘날의 아메리칸 인디언의 조상이 되었다는 것이다.

달리 말하면 우리 조상 중 단군조선을 세운 북방계 민족과 이들 조상의 뿌리가 같다는 말이고 실제로 이들의 피부색, 얼굴생김새, DNA, 댕기머리 땋기 같은 여러 가지 생활관습이 우리와 너무나 닮았다.

이들 인디언은 1492년 콜럼버스의 신대륙 발견 후 유럽 백인들에게 끊임없이 침략당하다가 미국이란 나라가 생긴 후 아예 자신들의 삶의 터전을 빼앗기고 고향땅을 떠나 백인들이 정해준 지역 내로 이주하여 살도록 강요당했는데 이 구역이 소위 인디언보호구역이다.

과거엔 드넓은 황야를 달리면서 먹을 것을 구하러 다니고 부족 간에 전쟁도 치르면서 자유롭게 살았던 인디언들. 비록 배는 곯고 살았지만 운동량은 충분하여 당뇨병이란 병은 아예 있지도 않았다. 그렇게 살던 그들이 좁은 지역에 갇혀 살면서 백인들이 제공하는 햄버거를 위시한 각종 인스턴트, 패스트푸드, 콜라 등을 먹고 말 달릴 땅도, 달릴 이유도 없어진 일상생활의 결과 거의 전 주민이 당뇨병 환자가 되어 집집마다 백인들이 제공한 인슐린과 일회용 주사기가 널브러져 있게 된 것이다.

일본의 경우 제2차 세계대전이 끝난 다음해인 1946년만 하더라도 나라에 등록된 당뇨병 환자는 1,000명이 안 되었다. 그러던 것이 전후 급속한 경제발전과 함께 환자 수가 기하급수적으로 늘어나 현재 당뇨병으로 추정되는 인구는 1,000만 명에 이른다. 이러한 추세는 우리나라 역시 마찬가지여서 1970년대 초반만 해도 국내 당뇨병 환자는 전체 인구의 1.5%에 불과했는데 40여 년 새 7배가량 늘어났고 지금은 500만 명 이상이 당뇨병을 앓고 있다(대한당뇨병학회가 발표한 '당뇨병 팩트시트 2018').

왜 이런 결과가 나타날까?

당뇨병은 한마디로 못 먹고 못 사는 사람들에게 오는 병이 아니라 잘 먹고 게으른 사람들에게 오는 병이다.

과거 왕조 시대 많은 왕들이 단명한 가장 큰 원인 중 하나는 너무 잘 먹고 너무 안 움직여서다. 오늘날 한국의 대도시에 사는 중산층 사람들은 조선시대 왕들보다 훨씬 잘 먹고 산다. 그리고 즐겨 먹는 내용물이나 운동량은 인디언보호구역에 사는 아메리칸 인디언이나 다를 바 없다. 그러니 당뇨병이 올 수밖에!

이제 바꾸어야 한다. 소식다동(小食多動)으로!

많이 먹고 적게 움직이는 대신 적게 먹고 많이 움직여야 한다. 이것이야 말로 건강을 향한 첫 걸음이다. 그래야 몸이 산다.

# 허벅지를 키우자

　필자는 결코 오래 살고 싶지 않다. 인간의 존엄성을 유지할 수 있을 때까지만 살고 싶다. 인간이 인간의 존엄성을 상실할 때가 어떤 때일까? 여기에 대한 답은 사람마다 다 다를 수 있지만 건강과 관련한 필자의 생각은 다음과 같다.

- 치매 : 기억 상실로 자신의 정체성을 잃었을 때
- 자신의 두 다리로 걸을 수 없을 때

　2016년 8월, 필자는 병원에서 넘어져 좌측 허벅지근육 파열과 근육 내 혈종(血腫, 출혈로 핏덩이가 생긴 것)으로 친한 친구가 진료부장으로 있는 한 노인요양병원에 2주간 입원했었다.

　하루 종일 꼼짝없이 침대에 누워 소대변을 받아내었다. 병실은 6인실, 63세인 필자가 제일 젊었고 나머지 환자는 70대와 80대. 정신 말짱한 사람은 나 하나였고 나머지는 전부 고만고만한 치매기가 있었다.

처음 입원하여서는 난생 처음 경험하는 이 진기한 상황을 나중에 글로 남겨야겠다는 생각에 하루 동안 보고 듣고 경험한 것을 다음날 아침 간단한 메모형 일지로 적었다. 하지만 입원 사흘째 되는 날 포기해버렸다. 어제 일을 오늘 다시 돌이켜 생각하는 것 자체가 너무 고통스러웠기 때문이다. 다시는 어제 일을 생각하기 싫었다. 그저 오늘 하루 어떡하면 빨리 지나가나만 생각했다. 그만큼 하루하루가 고통스러웠다.


그때 뼈저리게 느꼈다.

자신의 두 다리로 걷지 못하고 침대에 누워서 살아야 하는 삶, 모든 것을 남의 도움을 받아야 하는, 대소변마저 남이 치워주어야 하는 그런 삶이 얼마나 비참한 것인지.

그 병원에선 친절하게도 일주일에 두 번 환자들 목욕을 시켜주었다.

먼저 남자 간병인이 방에 있는 노인네들 전부 발가벗기고 휠체어에 태운 후 한 명씩 샤워실 겸 화장실로 밀고 간다. 거기에는 고무장갑 끼고 고무장화 신고 고무 앞치마를 갑옷처럼 두른 여전사(女戰士) 같은 덩치 좋은 간병인이 장승처럼 서 있다. 옆에 서 있던 또 다른 여자 간병인이 샤워기로 머리끝부터 발끝까지 살수(撒水)하고 나면, 고무장갑을 낀 그녀가 비누거품 묻힌 때밀이용 타올로 몸 이곳저곳을 씻어주고, 다시 한 번 살수 당하고 나면 목욕재개 끝.

초등학교 졸업 후 단 한 번도 대중목욕탕에 가본 적이 없는 내가 난생 처음 만인 앞에서 발가벗겨진 채 아내 외의 여자 앞에서 알몸을 그대로 드러내고 구석구석 씻김을 당할 때의 그 기분이란!… 뭐랄까?… 마치 김장할 때 아낙네의 손에 의해 소금물에 적시우는 배추 한 포기가 된 느낌? 내지는 아우슈비츠 강제 수용소에서 자신의 의사와 상관없이 발가벗긴 채로 영문도 모르고 무언가 불안한 마음으로 가스실로 들어가던 유대인 수용인 같다고나 할까?… 아무튼 그때 나는 또 한번 인간의 존엄성을 상실했다.


정말 남들에게 말하고 싶지 않은 개인적 프라이버시를 이렇게 밝히는 것은 두 발로 걷지 못한다는 것, 그래서 자신의 두 발로 화장실 못가고 혼자 힘으로 샤워할 수 없다는 것의 의미가 무엇인지, 그 결과가 얼마나 비참한 것인지를 적나라하게 드러냄으로써 독자들에게 경각심을 불러일으키기 위함이다.

말짱한 정신에 정상적인 후각, 청각, 시각을 가진 사람이 두 발로 걷지 못해 요양병원 다인실에서 여생을 보내느니 차라리

치매에 걸려 입원하는 편이 낫다. 옆 사람들이야 괴로워도 자신
은 모르니.

　나이 든 사람이 가장 주의해야 할 점은 넘어지는 것이다. 욕
실에는 미끄럼 방지 매트를 필히 깔고 방이나 거실 바닥에는
신문지 한 장이라도 그냥 방치하면 안 된다. 나이 들어 미끄러
져 골절이라도 당하면 그 한 방에 인생 종친다. 다리에 힘이 없
으면 더 잘 넘어진다.

　나이 들어갈수록 편히 앉거나 누울 생각 말고 부지런히 움직
이자. 열심히 걷자. 허벅지 근육을 키우자. 그래야 남은 인생 인
간답게 살 수 있다.

　"걸으면 살고 누우면 죽는다"는 말이 있다. 이는 결코 과장된
말이 아니다.

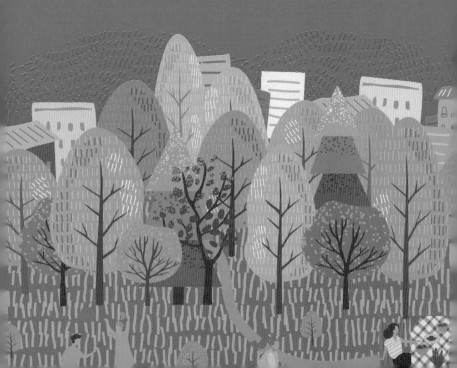

# 5장

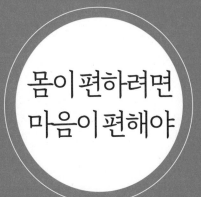

몸이 편하려면
마음이 편해야

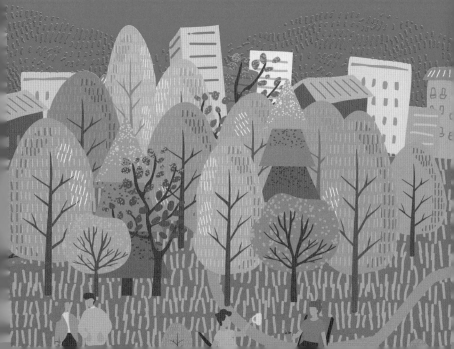

# 보이는 마음, 보이지 않는 몸

지금까지 우리는 몸의 관리에 대해 살펴보았다. 하지만 앞의 것을 다 실천한다 해도 마음관리를 제대로 하지 못하면 건강한 삶을 영위해 나갈 수 없다.

몸과 마음은 따로 노는 것이 아니라 서로 긴밀히 연결되어 하나의 유기체(有機體)로서 존재한다. 몸과 마음은 서로 영향을 끼치고 영향을 받는다. 정신적인 스트레스만큼 몸에 해로운 것도 없고 몸이 아프면 스트레스를 받지 않을 수 없다. 그래서 '몸은 보이는 마음, 마음은 보이지 않는 몸'이라고도 하는 것이다. 건강한 육체에 건강한 정신이 깃들고, 건강한 마음과 건전한 정신이 건강한 육체를 길러낸다. 그러면 지금부터 건강한 마음을 갖기 위한 마음 다스리는 법에 대해 간략히 살펴보기로 하자.

# 마음 다스리는 법

## 분노는 해지기 전에 풀어야

화가 나면 인체에 어떤 반응이 일어날까? 비상상태에 돌입한다. 온몸의 신경줄이 팽팽해지고 숨을 가쁘게 몰아쉬면서 호흡수를 증가시켜 산소공급량을 늘린다. 이 산소로 심장을 빨리 돌려 맥박이 빨리 뛰고 혈액공급량이 증가하고 혈관을 수축시켜 혈압이 올라간다.

그러다가 "아이구 뒷골이야!" "아이구 가슴이야!" 하면서 심혈관사고로 픽 쓰러져 응급실로 실려간 후 영원히 돌아오지 못할 강을 건너든지, 평생 반신불수가 되든지, 식물인간이 되어 죽고 싶어도 죽지 못하는 경우를 병원에서는 종종 보게 된다. 화(火)를 다스리지 못하면 노(怒)가 되고, 노(怒)가 장성한즉 증

(憎)을 낳고, 증(憎)은 독(毒)을 뿜고, 독(毒)이 쌓여 병(病)이 된다. 그런 병을 예로부터 화병, 혹은 울화(鬱火)병이라 불렀고 이병에 걸리면 식욕이 떨어지고, 소화가 잘 안 되고, 여기저기 통증을 느끼고, 잠을 잘 못 자고, 가슴이 벌렁거리거나 답답해지며, 의욕이 상실되고, 종래에는 우울증으로 발전하여 살고 싶은 생각이 없어지고 심하면 자살까지 하는 수가 있다.

한마디로 죽고 나서 지옥 가는 것이 아니라 죽기 전에 지옥 같은 삶을 스스로 사는 것이다. 그래서 노하기를 더디 하고 분노는 하루해를 넘기지 말아야 한다.


## 화를 돋우어도 화 내지 않는 비결

하지만 그게 어디 말처럼 쉽더냐? 화(火)가 나는데, 분(憤)이 나는데 노(怒)하지 않을 방법이 어데 있노? 있다. 화 내지 않으면 된다. 어떻게?

한 현자가 제자와 길을 가다가 어떤 마을에서 못된 건달에게 심한 욕을 들었다. 그는 미소만 지을 뿐 노하는 기색도 없이 그대로 지나갔다. 분을 못 이긴 제자가 씩씩대면서 물었다.

"스승님, 저런 모욕을 당하고도 어떻게 웃음이 나오십니까?"

"누군가 너에게 선물을 보냈는데 네가 받지 않으면 그 선물은 어찌 되겠는가?"

"그야 보낸 사람에게 도로 돌아가겠지요."

"다른 사람이 나를 향해 욕을 했는데 내가 받지 않으면 그 욕은 누구에게 돌아가겠느뇨?"

"그야 보낸 사람에게 도로 돌아가겠지요."

그렇다! 남이 보낸 선물과 욕은 내가 받지 않으면 보낸 사람에게 되돌아가는 것이다. 이 간단명료한 사실을 왜 이때까지 몰랐을까? 견적서를 한 번 뽑아보았다.

### 상대가 화 낸다고 나도 화를 내면?

1) 억울하게 욕먹어 손해고

2) 기분 나빠 손해고

3) 상대의 의도대로 놀아나서 손해고

4) 실질적으로 복수한 것 없어 손해니 도합 네 배나 손해 본다.

### 상대가 화 내는데 내가 화를 안 내면?

1) 내 기분 안 나빠서 이익이고

2) 화 난 놈 더 열 받게 만들어서 이익이니 두 배나 이익이다.

네 배로 손해 볼 것 두 배로 이익을 얻었으니 도합 여섯 배 이익이라!

세상에 이래 많이 남는 장사가 또 어데 있겠노?

이런 사실을 깨닫고 난 이후로는 기분 나쁜 일, 억울한 일 당해도 이전처럼 크게 마음 상하지 않았고, 화가 났다가도 평상심으로 돌아오는 시간이 훨씬 짧아졌다. 화를 일으키지 않으면 참을 것도 없고 용서할 것도 없는 것이다.


## 내 마음 들여다보기

하지만 사람이 살다 보면 꼭 누가 나에게 욕을 해서가 아니더라도 불쾌하고 화 나는 일이 많이 생긴다. 근심, 걱정, 불안, 초조, 한(恨), 슬픔 등 우리를 힘들게 하고 우리 몸에 해가 되는 온갖 감정의 물결이 쉴 새 없이 밀려온다. 어떻게 처리해야 할까?

방법은 명상(瞑想)이요 묵상(默想)이다.

그것을 명상이라 부르든 묵상으로 부르든 용어는 중요치 않다. 밤에 잠들기 전이나 아침에 잠을 깬 후 눈을 감고 자신의 내면을 들여다보자. 그리고 마음의 거울에 끼인 그런 감정의 찌꺼기들이 어디서 왜 생겼는지 조용히 들여다보자.

일체유심조(一切唯心造)라! 이 모든 감정은 자신의 마음이 지

어낸 것이다. 얼마 안 가 물거품처럼 사라질 허망한 것들이요,
지나고 보면 참으로 아무짝에도 쓸모없는 하찮은 것들이다.

내가 걱정한다고 문제가 해결되더냐?

→어림 반 푼 어치도 없다.

내가 걱정하고 염려하고 불안해하던 일 중 몇 가지나 현실로
나타나던가?

→지극히 적다.

일어나지도 않은, 일어나지도 않을 일을 붙들고 힘겨운 씨름
을 하면서 자신의 마음에 린치를 가하고 몸에 병 생기게 만드
는 만큼 어리석은 일이 또 있을까?


학창시절, 내과 수업시간에 한 교수님이 이런 말씀을 하셨다.
내과 외래를 찾는 환자 중 절반가량은 정신과로 가야 할 환자
들이라고. 그 말을 들은 지 45년쯤 지났다. 지금은 그때보다 더
했으면 더했지 덜하진 않을 것이다. 이 말의 뜻이 무얼까? 많은
병의 원인은 자신의 마음에 있다는 것이다. 자신의 마음이 지어
내는 병이라는 말이다. 자신의 감정이 지어내는 병이란 말이다.

우리 마음에 일어나는 감정이란 무엇일까? 인체의 감각기관
이 받아들인 자극을 뇌가 마음에 그린 그림에 불과하다.

그런데 인간의 뇌는 하도 똑똑해서 절대 있는 그대로, 사실
그대로, 100% 객관적으로 전달하지 않고, 자신이 알아서 가감

하고 각색해서 전달하는데, 우리는 이것이 100% 사실이라고 철석같이 믿고 산다.

우리는 종종 '내 눈을 의심하지 않을 수 없다'라는 표현을 한다. 도저히 믿기지 않는 일을 보았거나 당했을 때 쓰는 말이다. 이 말의 저변에는 내 눈으로 본 것이야 말로 모든 것이 사실이며 진실이란 믿음이 깔려 있다. 하지만 우리는 항상 우리 눈을 의심해 보아야만 한다.

여러 사람을 한 자리에 앉혀 놓고 여러 물체가 등장하는 짧은 영상물을 보여준 후 무얼 보았느냐고 물어보면 답이 다 다르다. 그 이유는 우리 눈은 자신이 관심이 있거나 보고자 원하는 것에 빼앗기는 경향이 있어서 그 외의 것은 잘 못보기 때문이다. 반대로 자신이 원하는 바가 강렬한 경우에는 상상 속에서 본 것을 실제 본 것으로 착각하기도 한다. 이렇게 불완전한 감각기관을 통한 정보를 바탕으로 나의 뇌가 내 마음에 그린 그림이 감정이다. 그런 감정에 사로잡혀 내 마음을 상하게 하고 몸을 상하게 한다면 이 얼마나 억울한가.

이제, 우리 감정의 본질을 꿰뚫어보고 마음을 다스리는 훈련을 하자. 명상을 생활화하자. 매일 아침 내 마음에 끼인 근심, 걱정, 불안, 초조, 화, 분노, 한, 슬픔을 깨끗이 씻어내고 그 자리에 희망, 소망, 믿음, 사랑, 연민, 화평으로 채워 넣자. 그리하면 내 마음에는 평온이, 내 몸에는 건강이 깃들 것이다.

# 감사하는 마음

2018년 8월 31일부로 정년퇴직하고 4개월을 쉬다가 2019년 1월 2일부터 3개월 반 동안 한시적으로 오전만 근무하는 파트타임 잡을 가진 적이 있는데 그때 2개월 가까이 건강문제로 참으로 힘든 나날을 보냈다.

제자들 만나러 횟집에 갔다가 넘어져 오른쪽 종아리 근육이 파열되면서 근육 내 출혈로 10cm가 넘는 커다란 혈종이 생겼다. 이 혈종으로 근육을 싸고 있는 근막이 팽팽해져 발걸음을 뗄 때마다 종아리가 당기며 아팠고 집에 돌아오면 퉁퉁 부어 있었다. 이럴 땐 그저 꼼짝 않고 몇 주간 집에서 쉬는 것이 최고의 치료인데 내가 출근을 안 하면 병원이 안 돌아가는데 어쩌겠나? 그 다리로 2개월을 다녔다.

이때는 통증 없이 발걸음만 뗄 수 있다면 원이 없겠다 싶었다.

그 와중에,

초음파검사 환자 10명만 넘어가면 오른쪽 어깨에 뭔가 기분 나쁜 '우리~한' 통증이 느껴졌다. 20명쯤 보고 나면 어깨가 떨어져나가는 것 같았다. 글 쓴다고 컴퓨터 자판을 1시간 이상 두들기면 같은 증상으로 더 이상 할 수 없었다. 35년 동안 매일같이 그 어깨로 똑같은 일을 하고 살아왔으니 그럴 만도 했다.

하지만 작가로만 살아간다 해도, 의사로만 살아간다 해도 내 전공 상 오른쪽 어깨가 필수적인데, 그 어깨가 매일 이토록 사람을 괴롭히니 정말 울고 싶었다. 그리고 눈앞이 캄캄했다. 글도 못 쓰고 환자도 못 본다면 앞으로 무엇 하며 살아간단 말인가? 그런 인생이 무슨 의미가 있단 말인가?

이때는 어깨만 안 아프면 여한이 없겠단 생각이 들었다.

그 와중에,

이번엔 코가 막혀 숨을 잘 못 쉬게 되었다. 잠자리에 들었을 때 코로 마음껏 숨 못 쉬고 입으로 힘겹게 쉬는 고통이란! 또한 코가 막혀 입을 벌리고 자다 보니 입이 말라 몇 번이나 잠에서 깨어나 물을 마셔야 했는지 모른다. 병원에 가서 엑스레이 찍고 코내시경 검사를 받으니 양쪽 코 안에 용종이 막고 있어 숨도 잘 못 쉬고, 부비동에서 분비물이 못 빠져나와 축농증까지 생겼다 한다.

제자인 이비인후과 교수는

"교수님, 이럴 때 보통은 입원해서 수술실에서 하는데 저는 마~~ 좀 무식하게 합니더. 아프더라도 좀 참으이소!" 하고는 가위로, 마취도 없이, 사무라이 단 칼에 남의 목 날리듯, 남의 생살을 싹둑 잘라냈다. 그것도 양쪽에 하나씩 한꺼번에 두 개를! 그때 그 생살을 파고드는 날카로운 가위 날 맛을 죽을 때까지 못 잊을 것 같다.

그렇게 숨 못 쉴 땐 콧구멍으로 숨만 제대로 쉴 수만 있다면 아무것도 바랄 것이 없겠다 싶었다.

이렇게 한꺼번에 파도처럼 밀어닥친 복합적인 신체적 부담과 정신적 스트레스들이 그동안 모르고 지냈던 또 하나의 증세를 발현시켰다.

뭔가 심적으로 심한 스트레스를 받으면 가슴이 답답해지면서 심장이 벌렁거리고 불규칙하게 뛰면서 마치 죽을 것만 같은 공포에 신경안정제를 먹어야 하는 일이 생기기 시작한 것이다.

이거 무언가 이상하다 싶어 심혈관 CT를 찍었더니 심한 관상동맥 협착증이 있었다. 당장 입원하라 해서 입원한 다음날, 35년 동안의 영상의학과 의사 생활 중 한 번도 받아본 적 없는 혈관조영술을 받았다. 이 검사는 막힌 혈관을 넓혀주는 스텐트 시술을 전제하고 혈관 안으로 관을 집어넣고 조영제를 쏘아 혈관상태를 보는 검사다. 검사 결과 한쪽 관상동맥이 반쯤 막혔단다. 하지만 아직 스텐트 넣을 정도는 아니니 우선 약물치료만 해보자 했다.

그렇게 가슴이 답답하면서 심장이 벌렁거릴 땐 심장만 조용히 규칙적으로 뛰어만 준다면 더 이상 바랄 것이 없겠다 싶었다.

참으로 힘들었던 고통스런 나날도 2개월쯤 지나면서 병원을 그만둘 때쯤 끝이 났다. 모든 증세가 거짓말처럼 다 사라진 것이다.

그런 일을 겪은 후 조용히 글만 쓰며 살려 했는데, 영상의학과 전문의를 못 구해 애를 먹던 한 제자가 "살려 구다사이!"를 연발하는 바람에 또 다시 병원에 근무하게 되었다.

이제,

잠자리에 들 때 두 콧구멍으로 편안히 숨 쉬며 입 다물고 잠들 수 있음에 감사한다.

아침에 눈 떴을 때 아무 데도 아픈 곳 없이 맑은 정신으로 일어날 수 있음에 감사한다.

심장이 뛰는지 안 뛰는지 의식조차 못하며 살 수 있음에 감사한다.

식사 시간에 먹고 싶은 것 마음껏 씹어 먹고 그 맛을 음미할 수 있음에 감사한다.

어깨통증 없이 환자 보고 글 쓸 수 있음에 감사한다.

화장실 가서 시원하게 소대변 보고 혼자 처리할 수 있음에 감사한다.

비록 통목욕은 못 하지만 혼자 서서 샤워하고 바닥 물기까지 닦고 나올 수 있음에 감사한다.

먼 길은 못 가더라도, 달리진 못 하더라도, 산에는 못 오르더라도, 내 두 다리로 통증 없이 걸을 수 있음에 감사한다.

그리고 하루 종일 삼식(三食)이 노릇 하며 마누라 눈치 보는 대신 낮에 집 밖에서 시간 보낼 직장이 있음에 감사한다.

이제 또 한 번, 더욱 절실히, 깨닫는다.

물 위를 걷는 것이 기적이 아니라 나의 일상이 기적이라는 사실을!

이와 같이 우리는 매일매일 기적 같은 삶을 살고 있다. 이 어찌 감사하지 않을 수 있겠는가?

하루하루를 감사의 눈으로 바라보고, 감사의 마음으로 받아들인다면 인생이 어찌 아름답고 즐겁지 아니하랴? 아름답고 즐거운 인생에 어찌 건강한 마음이 깃들지 아니할까? 건강한 마음은 건강한 육체를 길러낸다. 우리 모두 감사의 생활을 통해서 건강한 마음과 건강한 육체로 즐겁고 복된 삶을 누려가자.

# 병은 의사에게,
# 건강은 내가

병은 의사에게 맡기고, 건강은 내가 지켜야 한다.

그런데 많은 사람들이 이것을 거꾸로 한다. 평소에는 '건강'
이란 단어는 마치 남에게나 해당되는 일인 양 자기 먹고 싶은
대로 먹고 하고 싶은 대로 하며 살다가 막상 병이 들면 자신이
의사가 되려 한다.

우리나라 사람들만큼 병에 대해 해박한 사람도 없다. 전 국민
이 의사다. 밥 먹다 병 이야기만 나오면 의과대학교수 앞에 앉
혀놓고, 그가 누구인지 뻔히 알면서, 그 병에 대한 진단부터 치
료까지 남에게 뒤질세라 각자 한마디씩 다 하고는 아무런 부끄
러움도 없이 입 닦고 일어선다.

옛말에 "반풍수(半風水) 집안 망친다"는 말이 있다.

인터넷에서, 신문에서, TV에서 보고 들은 건강과 병에 대한
단편적 · 상식적 지식으로 스스로 진단하고 스스로 치료방향

을 정하려 드는 과오를 범해선 안 된다.

의료(醫療)는 상식으로 할 수 있는 것이 아니다. 의료는 고도의 전문성을 갖춘 전문가의 영역이다. 일단 자신의 병 치료를 맡겼으면 전문가를 온전히 믿고 맡기고, 전문가가 시키는 대로 따라야 한다.

하지만 한 가지 분명히 알아야 할 것은 병 치료(治療)는 의사의 몫이지만 그 병으로부터의 완전한 회복, 즉 치유(治癒)는 전적으로 환자의 몫이란 사실이다. 치유의 능력은 의사가 주는 것이 아니라 태어날 때 조물주로부터 부여받아 각자가 키워가는 것이다. 평소에 어떻게 관리하느냐에 따라 이 위대한 능력을 죽일 수도 있고 살릴 수도 있다. 그 관리가 바로 건강관리다.

건강은 건강할 때 지켜야 한다. 평소에 건강하던 사람이, 그래서 평생 병원 구경 잘 해본 적 없다고 자랑하던 사람이, 그럴 나이도 아닌데, 어느 날 갑자기 반신불수(半身不隨)가 되거나 세상을 하직했다는 말을 종종 듣는다. 왜 그럴까?

타고난 건강 체질로 무리하게 일을 해도 피곤한 줄 모르고, 아무리 술을 마셔도 다음날 말짱하고, 아무거나 먹어도 별 탈 안 나니 오랫동안 멋모르고 몸을 혹사시키다 쌓이고 쌓인 독이 한꺼번에 폭발한 것이다.

다른 사람에게 지은 죄나 자신에게 지은 영적(靈的) 범죄는 사과와 회개를 통해 용서받고 죄사함 받을 수 있으나 자신의 신체에 스스로 가한 죄는 나중에 후회한다고 그냥 넘어가는 법이 없다. 젊었을 때 건강 믿고 절제 없이 살면 언젠가는 그에 대한 확실한 청구서가 날아온다. 다만 그 시기가 언제일지 모를 뿐이다.

우리 사회는 이미 세계적 장수국가(2016년, 22위, The Lancet) 대열에 들어섰다. 병원에는 온통 나이 든 환자들로 북적인다. 10년 전만 해도 노인환자 비중이 이렇게까지 많진 않았다. 순식간에 평균수명이 놀랍게 늘어난 것이다.

과거에는 "내가 몇 살까지 살 수 있을까?"가 최대의 화두였다면 지금은 "내가 언제쯤 죽을 수 있을까?"를 걱정해야 할 시기인 것 같다. 대책 없는 장수는 축복이 아니라 재앙이다. 병들어 오래 사는 것만큼 비참한 것도 없다.

돈 있으면 못할 것 없는 세상이다. 돈이 우상인 세상이다. 하지만 그 돈으로 건강은 살 수 없다. 약이 건강을 지켜주지 않는다. 의사와 약은 환자에게나 필요한 것이다. 건강은 나 스스로 지켜야 한다.

'깨끗하고 욕심 없는 마음바탕 위에 절제와 인내를 통한 건강

한 생활습관!'

이것이야말로 최고의 건강비결이다.


우리 모두 몸과 마음 잘 다스려 하루하루 건강하고 복된 삶을
누려갈 수 있게 되기를 기원하는 마음에 이 짧고 부족한 지식
과 깨달음을 감히 세상에 내어 놓는다.

# 부록

알아두면 도움되는
건강관련 표기법

*한글표기(한자) : 영어

가슴통, 흉강(胸腔): thoracic cavity

갈락토즈: galactose

감기: common cold

감염원: infectious agents

갑각류: crustaceans

검안(檢眼)전문가: optometrist

고도불포화지방산:
polyunsaturated fatty acids

고밀도 폴리에틸렌: High Density
Polyethylene, HDPE

고염식: high sodium diet

골반저부(低部, 골반바닥): pelvic floor

과증식(過增殖): overgrowth

구강(口腔): oral cavity

구내염(口內炎): stomatitis

기관지확장증: bronchiectasis

기도(氣道): airway

기생자: parasite

긴 먹이사슬: long food chain

긴장: strain

내괄약근(內括約筋): internal sphincter

내사복근(內斜腹筋)/내복사근: internal
oblique muscle

내사시(內斜視): internal strabismus

내치핵(암치질): internal hemorrhoids

내항문괄약근(內肛門括約筋): internal
anal sphincter

노안(老眼): presbyopia

녹내장(綠內障): glaucoma

농축성: bioconcentration

높낮이조절 책상: UpDown Desk,
Standing desk

뇌졸중(腦卒中): cerebral infarction

능형근(菱形筋): rhomboid muscles

다중불포화지방산:
polyunsaturated fatty acids, PUFAs

단백질: protein

단백질 부분: protein fraction

단일불포화지방산:
monounsaturated fatty acids, MUFAs

대구, 대구 한 토막: cod fish, a fillet of
cod

대사(代謝): metabolism

대사성 질환: metabolic disorders

대식세포(大食細胞):
macrophage

대퇴직근: rectus femoris

덩어리: lump

도파민: dopamine

독소: toxin

돌기: papillae
동맥성: arterial origin
동물성 플랑크톤: zooplankton
디톡스 효과: detoxification effect

락타제: lactase
락토페린: lactoferrin
리소자임: lysozyme
리파제: lipase

말타제: maltase
망막동맥: ophthalmic&retinal arteries
먹이사슬: food chain
면역글로불린: immunoglobulins, Ig
목구멍으로 넘어가는 콧물: postnasal drip
무릎받이 혹은 무릎꿇이 의자: Kneeling chair
뮤신: mucin
미각돌기: taste bud
미립자 대기오염물질: particulate pollutants
미생물: microorganisms
민간요법: falk remedy

반투막(半透膜): semipermeable membrane
발기(勃起): erection
발기부전증(勃起不全症): erectile dysfunction
배변(排便) 습관: defecation habitus
배출성(排出性): excretability
배통(복강, 腹腔): abdominal cavity
버섯모양: fungiform
범고래: killer whale
벼룩: Pulex irritans
변실금(便失禁): fecal incontinence
변온동물(變溫動物): Poikilotherm
보톡스: Botox
보트리눔독: botulinum toxin
복근(腹筋): abdominal muscles
부기: swelling
불포화지방산: unsaturated fatty acid
비강(鼻腔, 코안공간): nasal cavity
비등점(沸騰點): boiling point
비루관(鼻淚管): nasolacrimal duct
비인두(鼻咽頭): nasopharynx
비중격만곡(鼻中隔彎曲): nasal septal deviation
비타민 대사물: vitamin metabolites
빙점(氷點): icing point

사복근(斜腹筋)/복사근(腹斜筋): oblique muscles

산(酸): acid

산화환원전위(酸化還元電位): ORP(Oxidation Reduction Potential)

설치류(齧齒類): rodent

설태(舌苔): coated tongue, tongue plaque, tongue coat

섬모체: ciliary body

성곽모양: circumvallate

소맥배야: wheat germ

손깍지: interlocking fingers

손목터널증후군: carpal tunnel syndrome

송곳니: canine

수면무호흡증: sleep apnea

수용액(水溶液): aqueous solutions

수확후처리과정: postharvest treatment

숙주(宿主): host

스테롤(변형된 스테로이드): sterol, modified steroid

스텐트: stent

승모근(僧帽筋): trapezius muscle

시스지방산: cis unsaturated fatty acids

식물성 플랑크톤: phytoplankton

신경독물: neurotoxin

신경전달물질: neurotransmitter

신체 공조능력의 증대: improvement of body coordination

실모양: filiform

아데노신 수용체: adenosine receptor

아미노산: amino acids

아밀라제: amylase

안압(眼壓): intraocular pressure

알긴산: alginic acid

알레르겐: allergen

알레르기 유발물질들: allergens

암: cancers

압착식(壓搾式): press type, cold press extraction

앞니/대문니: incisor

엉덩이 근육: hip muscles, gluteus muscles

역류성 식도염(逆流性食道炎): reflux esophagitis

엿당: sugar maltose

영구실명(永久失明): permanent blindness

영양단계: trophic level
오일풀링: oil pulling
외괄약근(外括約筋): external sphincter
외사복근(外斜腹筋) / 외복사근: external oblique muscle
외치핵(숫치질): external hemorrhoids
외항문괄약근(外肛門括約筋): external anal sphincter
용제추출법(溶劑抽出法): solvent extraction
용종(茸腫, 폴립): polyp
용해염(溶解鹽): dissolved salts
원뿔모양: conical
위식도역류: gastroesophageal reflux
유가공품(乳加工品): milk products
유기체(有機體): organic molecule
유인원(類人猿): anthropoid
유전자변형생물체: GMO(Gene tically Modified Organism)
융점(融點, 녹는 온도): melting point
음경정맥(陰莖靜脈): deep&superficial dorsal veins
의료(醫療): medical care
이: sucking lice, louse
이관(耳管): eustachian tube
이중결합: double bond
인산(燐酸): phosphate, phosphoric

acid
인지질: phospholipid
입냄새: bad breath, halitosis
잎모양: foliate

작은어금니(소구치, 小臼齒): pre-molar
장기(臟器): organ
장요근(腸腰筋): iliopsoas muscle
전곡(全穀): whole grains
전유(全乳): whole milk
점도: viscosity
점액: mucus
정맥성: venous origin
젖당(락토즈): lactose, sugar in milk
조효소(코엔자임): coenzyme
좌욕(坐浴): sits bath
중이(重耳): middle ear
증폭성: biomagnification
지단백(脂蛋白): lipoprotein
지방: fat
지방간: fatty liver
지방산: fatty acid
지연된 피부궤사: delayed skin necrosis
직립보행: upright walking
직복근(直腹筋): rectus abdominis

muscle

직장(直腸): rectum

짧은 먹이사슬: short food chain

참기름: sesame oil

채식주의자(엄격한 채식주의자): vegetarian(vegan)

척추(脊椎): spine

척추기립근(起立筋): erector spinae muscles

척추만곡(彎曲)/척추측만(側彎): scoliosis

척추후만증(後彎症): kyphosis

초자체혼탁(硝子體混濁): vitreous opacity

촉매제(觸媒劑): catalyzer

최종소비자: final consumer

축적성(蓄積性): accumulability

치골직장걸개: puborectal sling

치골직장근(恥骨直腸筋): puborectalis

치료(治療): treatment

치루(痔漏): anal fistula

치열(痔裂): anal fissure

치유(治癒): healing

치은염(齒齦炎): gingivitis

치핵(痔核): hemorrhoids

케톤산증: ketoacidosis

코 세정: nose washing/cleansing

코뒤흐름(후비루, 後鼻漏): postnasal drip

코어근육: core muscles

콩기름: soy oil

큰어금니(대구치, 大臼齒): molar

클로로세사몬: chlorosesamone

타미플루: Tamiflu

탈출치핵: prolapsed hemorrhoids

통감자구이: baked potato

통밀: whole meal, whole-meal flour

통밀빵: whole wheat bread

트랜스지방: trans fat

트랜스지방산: trans unsaturated fatty acids

트립신: trypsin

팝콘폐: popcorn lung

폐쇄성 세기관지염(閉鎖性細氣管支炎): bronchiolitis obliterans

포도당: glucose

포스파타제: phosphatase

포식자(捕食者): predator, predatory species

포화지방산(飽和脂肪酸): saturated fatty acid

폴리페놀: polyphenol

폴리펩타이드: polypeptides

표층점상각막염: superficial punctate keratitis

프라그: plaque

프로테아제: protease

프로토조아(원충, 原蟲): protozoa

프리라디칼, 유리기(遊離基), 활성산소: free radical

피로: fatigue

피식자(被食者): prey

피하조직층: subcutaneous tissue

필러: filler

해산물(海産物): seafood

해조류(海藻類): seaweed

허벅지 근육: thigh muscles, Hamstring muscles

혀세정기: tongue cleaner, tongue brush

혈관조영술(血管造影術): angiography

혈종(血腫, 장기 내 출혈로 핏덩이가 생긴 것): hematoma

확산성(擴散性): expandability

활성산소(活性酸素): free radical

황새치: swordfish

횡격막(橫隔膜): diaphragm

횡복근/복횡근(腹横筋): transversus abdominis muscle

효소(酵素): enzyme

흉터: scar

흡인성 폐렴: aspiration pneumonia

항균물질(抗菌物質): antimicrobial agent

항균효과: antibacterial effect

항문강(肛門腔): anal canal

항염효과: anti-inflammatory effect

항진균(抗眞菌)/항진균제: antifungal effect/antifungal agent